中医必读经典丛书

古典医籍编辑部 主编

小儿药证直诀

[宋] 钱乙 撰

全国百佳图书出版单位

中国中医药出版社

·北京·

图书在版编目（CIP）数据

小儿药证直诀 /（宋）钱乙撰 . —北京：中国中医药出版社，2023.12
（中医必读经典丛书）

ISBN 978-7-5132-8356-4

Ⅰ . ①小…　Ⅱ . ①钱…　Ⅲ . ①中医儿科学－中国－宋代

Ⅳ . ① R272

中国国家版本馆 CIP 数据核字（2023）第 165907 号

中国中医药出版社出版

北京经济技术开发区科创十三街 31 号院二区 8 号楼
邮政编码　100176
传真　010-64405721
山东华立印务有限公司印刷
各地新华书店经销

开本 880×1230　1/32　印张 4.25　字数 103 千字
2023 年 12 月第 1 版　2023 年 12 月第 1 次印刷
书号　ISBN 978-7-5132-8356-4

定价　26.00 元
网址　www.cptcm.com

服 务 热 线　010-64405510
购 书 热 线　010-89535836
维 权 打 假　010-64405753

微信服务号　**zgzyycbs**
微商城网址　**https://kdt.im/LIdUGr**
官方微博　**http://e.weibo.com/cptcm**
天猫旗舰店网址　**https://zgzyycbs.tmall.com**

如有印装质量问题请与本社出版部联系（010-64405510）
版权专有　侵权必究

中医药学是中华民族文化宝库中之瑰宝，是中华民族文化基因的重要组成部分。其源远流长，传千载而不衰，统百世而未坠，发皇古今，历久弥新，熠熠生辉，不仅使中华民族生生不息，更是为人类文明做出了重要贡献。

中医典籍是众多名医先贤智慧的结晶，蕴含着博大精深的医学理论和临证经验。在中医学术传承中，中医典籍发挥了不可替代的关键作用。只有通达谙熟中医典籍，继承前人宝贵的学术成果，才能创新和发展，正如唐代王冰在《黄帝内经素问》序中所云："将升岱岳，非径奚为；欲诣扶桑，无舟莫适。"由此可见，古籍整理是读书治学的重要门径，如果不凭借古籍整理的手段，我们欲"见古人之心"，解中医典籍之秘是非常困难的，学术的传承可能因此而失去依托或发生断裂。鲁迅先生曾一针见血地指出："清代的考据家有人说过'明人好刻古书而古书亡'，因为他们妄行校改。"纵观当今中医古籍图书市场，泥沙俱下，鱼龙混杂。有径改而不出注者，有据明清医家著作补《黄帝内经素问》而不加注者，有不明句读而乱加标点者……变乱旧式，删改原文，实为刻书而"古书亡"的原因，这是水火兵虫以外古籍之大厄。为正本清源，传承中医文脉，全面提升中医素养和临床诊治疗效，我们在汲取古今中医古籍整理成果的基础上，广泛听取中医名家意见，深入调研，多次论证，充分酝酿，反复甄选，特此整理出版了《中医必读经典丛书》，希冀成为广大中医研习者必备的"经典读本"，使每一位读者朋友读有所本，思有所获，习有所进，学有所成。

本套丛书甄选的书目，多为历代医家所推崇，向被尊为必读经典之圭臬，具有全面的代表性、珍稀的版本价值、极高的学术价值和卓著的临床实用价值。由于中医古籍内容广博，年代久远，版本在漫长的历史流传中散佚、缺残、衍误等为古籍的研究整理带来很大困难。我们的整理原则遵循：忠于原书原貌，不妄加删改，精编精校，严谨求真，逢校有注，勘误有证。力求做到：版本精良，原文准确，校勘无误，注释精当。每书前撰有内容提要、整理说明，简要介绍该书的作者生平、成书背景、版本源流、学术成就、学术特点、指导意义以及整理方法，以启迪研习者的感悟。

纵观古今中医前贤大家，无不是谙熟中医经典，勤于体悟临证，才能成为发皇古义而立新论，发古人之未发而创新说者。回顾每一次对中医古籍的整理过程都是一次知识的叠加与升华。"问渠哪得清如许，为有源头活水来（朱熹《活水亭观书有感》）"，历经长期的积淀与洗礼，中医药学结构和体系更加完整与科学，中医药学发展的信心更加坚定。我们衷心地希望《中医必读经典丛书》的整理出版，能为传承中医经典，弘扬中华传统文化，为中医人才队伍的培养和成长，为中医药事业的创新与发展，为中华文明的积淀发挥积极的推动作用。

中国中医药出版社

二〇二三年六月

整理说明

《小儿药证直诀》，又名《小儿药证真诀》《钱氏小儿药证直诀》，为宋代著名医家钱乙撰，钱氏门人阎孝忠（《书录解题》及《通考》皆作季忠）编次。成书于宋宣和元年（1119）。全书分为上、中、下三卷，上卷专论小儿脉、因、证、治，收列儿科常见病证治80余条，中卷收载典型病案23则（实为22则），下卷列载方剂124首，论述儿科方剂的配伍和用法。本书为中医儿科的奠基之作，书中简要地记述了小儿病证的诊断与治疗，具有较高的临床实用价值。

本书流传颇广，版本甚多，本次整理的原则与方法如下：

1. 底本：选用清康熙起秀堂影宋刻本为底本。

2. 主校本参考了人民卫生出版社1955年影印清代周学海《周氏医学丛书》本（简称"周本"）。

3. 原书为繁体字竖排，今改为规范简体字横排，表示文字前后方位的"右"改为"上"。

4. 异体字、俗写字、古字径改不注，通假字、避讳字改后出校勘记。对生僻字词加以注解。

5. 校勘遵照对校、本校、他校、理校四法进行必要的校勘，以对校为主，慎用理校，不轻易擅改妄改。凡有改正，均写出校勘记。

6.卷中所述"记尝所治病二十三证"，实为二十二证，其中疱疹三例，分列三处，今统一归于"疱疹"证下。

7.药物名称未做统一，如栝楼、栝蒌等。

8.附录有：阎孝忠《阎氏小儿方论》一卷；董汲《董氏小儿斑疹备急方论》一卷；方剂索引。

重刻钱氏小儿药证直诀序

　　《小儿药证直诀》三卷，宋太医丞钱仲阳所著，同时宣教郎阎孝忠所次也。治小儿之难，与仲阳之术之工，阎序详矣。吾兄怀三，精通禁方，而其读书也，必自源达委，深恶近代庸妄论著，悉屏不观。尝论仲景书为医之圣，而仲阳乃幼科祖。然钱非实有缪巧也，盖亦熟张文而神明之者，八味金匮方也，去桂、附以治小儿，后世不能难焉。不精二家，不可为医。然其书自元以还，多亡失窜易，既得《玉函经》刻之，而此又求之三十年。近始获焉，手自厘正，还其旧贯，次第开行。书曰：若保赤子，心诚求之。儿之在彀，男唯女俞❶，寒饥暖饱之不知，而况遇疾乎？医无师法，又求之不诚甚，惟盛傔❷舆，要酬报，仓促下药，宛转怀负，其卒与哺之以砒，而杀之以刃何异？吾兄疗男妇，十全八九，而救小儿，决死生期，无一失者，而世或未之知也。夫人血气脏腑，虽有幼小壮老之不同，而医逢其源，则审其气候而处方，未有不可通者。专门云者，道常该贯，而用一以名尔。扁鹊过邯郸为带下医，过洛阳为耳目痹医，入咸阳为小儿医，随俗为

---

❶ 男唯女俞：出《礼记·内则》，曰："能言，男唯女俞。"唯、俞，指应答声音，男孩用"唯"回答，女孩用"俞"回答。

❷ 傔（qiān 千）：侍丛。

变，惟其伎❶之通也。使专而不能该，岂足为良医哉？仲景、仲阳，哀人之札瘥夭昏，以垂厥书，仁者之功也。吾兄于医，学人异说家殊，书之时，尊信而表章之，抑非古人慈幼之盛心欤！业是者，得而潜心焉，投之所往，其为医也，思过半矣。

己亥三月望日弟汝楫书于射观西塾

---

❶ 伎：通"技"。技艺，本领。

一 原 序

医之为艺诚难矣，而治小儿为尤难。自六岁以下，黄帝不载其说。始有《颅囟经》，以占寿夭死生之候，则小儿之病，虽黄帝犹难之，其难一也。脉法虽曰八至为和平，十至为有病，然小儿脉微难见，医为持脉，又多惊啼，而不得其审，其难二也。脉既难凭，必资外证，而其骨气未成，形声未正，悲啼喜笑，变态不常，其难三也。问而知之，医之工也，而小儿多未能言，言亦未足取信，其难四也。脏腑柔弱，易虚易实，易寒易热，又所用多犀、珠、龙、麝，医苟难辨，何以已疾？其难五也。种种隐奥，其难固多，余尝致思于此，又目见庸医妄施方药而杀之者，十常四五，良可哀也。盖小儿治法，散在诸书，又多出于近世臆说，汗漫难据，求其要妙，岂易得哉！太医丞钱乙，字仲阳，汶上人。其治小儿，该❶括古今，又

---

❶ 该：通"赅"。完备。《楚辞·招魂》："招具该备。"

多自得，著名于时，其法简当精审，如指诸掌。先子治平中登第，调须城尉识之。余五六岁时，病惊疳、癖瘕，屡至危殆，皆仲阳拯之，良愈。是时仲阳年尚少，不肯轻传其书，余家所传者，才十余方耳。大观初，余筮仕汝海，而仲阳老矣，于亲旧间，始得说证数十条。后六年，又得杂方，盖晚年所得益妙。比于京师，复见别本。然旋著旋传，皆杂乱。初无纪律，互有得失，因得参校焉。其先后则次之，重复则削之，讹谬则正之，俚语则易之。上卷脉证治法，中卷记尝所治病，下卷诸方，而书已全。于是古今之小儿之法，不可以加矣。余念博爱者，仁者之用心，幼幼者，圣人之遗训，此惠不可广耶。将传之好事者，使幼者免横夭之苦，老者无哭子之悲，此余之志也。因以明仲阳之术于无穷焉。

宣教郎大梁阎孝忠序

钱仲阳传 河间刘跂撰

　　钱乙，字仲阳。上世钱塘人，与吴越王有属。俶纳土，曾祖斌随以北，因家于郓。父颢，善针医，然嗜酒喜游。一旦匿姓名，东游海上，不复返。乙时三岁。母前亡，父同产姑嫁医吕氏，哀其孤，收养为子。稍长，读书，从吕君问医。吕将殁，乃告以家世。乙号泣，请往迹父。凡五六返，乃得所在。又积数岁，乃迎以归。是时乙年三十余。乡人惊叹感慨为泣下，多赋诗咏其事。后七年，父以寿终，丧葬如礼。其事吕君犹事父。吕君殁，无嗣，为之收葬行服，嫁其孤女，岁时祭享皆与亲等。乙始以《颅囟方》著山东。元丰中，长公主女有疾，召使视之，有功，奏授翰林医学，赐绯。明年，皇子仪国公病瘛疭，国医未能治。长公主朝，因言钱乙起草野，有异能，立召入，进黄土汤而愈。神宗皇帝召见，褒谕，且问黄土所以愈疾状。乙对曰：以土胜水，木得其平，则风自止；且诸医所治垂愈，小臣适当其愈。天子悦其对，擢太医丞，赐紫衣金鱼。自是戚里贵室，逮士庶之家，愿致之，无虚日。其论医，诸老宿莫能持难，俄以病免。哲宗皇帝复召，宿直禁中。久之，复辞疾赐告，遂不复起。

　　乙本有羸疾，性简易，嗜酒，疾屡攻，自以意治之辄

小儿药证直诀

愈，最后得疾备甚，乃叹曰：此所谓周痹也。周痹入脏者死，吾其已夫。已而曰：吾能移之，使病在末。因自制药日夜饮之，人莫见其方，居亡何，左手足挛不能用。乃喜曰：可矣。又使所亲登东山，视菟丝所生，秉火烛其下，火灭处斫之，果得茯苓，其大如斗。因以法啖之，阅月而尽。由此，虽偏废而气骨坚悍如无疾者，退居里舍，杜门不冠屦❶，坐卧一榻上，时时阅史书杂说，客至酌酒剧谈。意欲之适，则使二仆夫舆之，出没闾巷。人或邀致之，不肯往也。病者日造门，或扶携襁负，累累满前。近自邻井，远或百数十里，皆授之药，致谢而去。

初，长安公主女，病泄利，将殆，乙方醉，曰：当发疹而愈。驸马都尉以为不然，怒责之，不对而退。明日疹果出，尉喜以诗谢之。

广亲宗室子病，诊之曰：此可无药而愈。顾其幼曰：此儿旦夕暴病惊人。后三日过午，无恙。其家恚曰：幼何疾？医贪利动人乃如此。明日果发痫甚，急复召乙治之，三日愈。问：何以无疾而知？曰：火急直视，心与肝俱受邪。过午者，心与肝所用时，当更也。

宗室王子，病呕泄，医以药温之，加喘。乙曰：病本中热，脾且伤，奈何以刚剂燥之，将不得前后溲，与石膏

❶ 屦（jù 巨）：古代用麻葛制成的一种鞋。

汤。王与医皆不信。谢罢，乙曰：毋庸复召我。后二日，果来召。适有故，不时往。王疑且怒，使人十数辈趣 **❶** 之，至曰：固石膏汤证也。竟如言而效。

有士人病咳，面青而光，其气哽哽。乙曰：肝乘肺，此逆候。若秋得之可治，今春不可治。其家祈哀，强与之药。明日，曰：吾药再泻肝而不少却，三补肺而益虚，又加唇白，法当三日死，然安谷者过期，不安谷者不及期。今尚能粥，居五日而绝。

有妊妇得疾，医言胎且堕。乙曰：娠者，五脏传养，率六旬乃更，诚能候其月，偏补之，何必堕？已而子母皆得全。

又乳妇因大恐而病，病虽愈，目张不得瞑。人不能晓，以问乙，乙曰：煮郁李酒饮之，使醉则愈。所以然者，目系内连肝胆，恐则气结，胆衡不下，惟郁李去结，随酒入胆，结去胆下，目则能瞑矣。如言而效。

一日，过所善翁，闻儿啼，愕曰：何等儿声？翁曰：吾家孪生二男子。乙曰：谨视之。过百日乃可保。翁不怿 **❷**。居月余，皆毙。

乙为方博达，不名一师，所治种种皆通，非但小儿医

小儿药证直诀 一

---

❶ 趣：通"趋"。趋向，奔向。
❷ 怿（yì义）：欢喜。

也。于书无不窥，他人靳靳❶守古，独度越纵舍，卒与法合。尤邃本草，多识物理，辨正阙误。人或得异药，或持疑事问之，必为言出生本末，物色名貌，退而考之，皆中。末年，挛痹浸剧，其嗜酒喜寒食，皆不肯禁。自诊知不可为，召亲戚诀别，易衣待尽，享年八十二，终于家。所著书有：《伤寒论指微》五卷，《婴孺论》百篇。一子早世，二孙今见为医。

刘跂曰：乙非独其医可称也，其笃行似儒，其奇节似侠，术盛行而身隐约，又类夫有道者。数谓余言：曩学六元五运，夜宿东平王冢巅，观气象，至逾月不寐。今老且死，事诚有不在书者，肯以三十日暇从我，当相授。余笑谢弗能，是后遂不复言。呜呼！斯人也，如欲复得之，难哉！没后，余闻其所治验尤众，东州人人能言之。剟❷其章章者，著之篇。异时史家序方术之士，其将有考焉。

河间刘跂撰

---

❶ 靳靳：固执，坚持。
❷ 剟（duō 多）：雕刻；刊削。

目录

卷上　脉证治法

附一　阎小儿方论

〔宋〕大梁　阎孝忠著

附二　董氏小儿斑疹备急

方论〔宋〕东平　董汲及之著

附三　方剂索引

卷上　脉证治法

小儿脉法

脉乱，不治。气不和，弦急。伤食，沉缓。虚惊，促急，风，浮。冷沉细。

变　蒸

小儿在母腹中，乃生骨气，五脏六腑，成而未全。自生之后，即长骨脉，五脏六腑之神智也。变者，易也。巢《源》云：上多变气。又生变蒸者，自内而长，自下而上，又身热。故以生之日后，三十二日一变。变每毕，即情性有异于前，何者？长生腑脏智意故也。何谓三十二日长骨添精神？人有三百六十五骨，除手足四十五碎骨外，有三百二十数，自生下，骨一日十段而上之，十日百段，三十二日，计三百二十段，为一遍，亦曰一蒸。骨之余气，自脑分入龈中，作三十二齿，而齿牙有不及三十二数者，由变不足其常也。或二十八日，即至长二十八齿。以下仿此，但不过三十二之数也。凡一周遍，乃发虚热，诸病如是。十周则小蒸毕也，计三百二十日，生骨气乃全而未壮也，故初三十二日一变，生肾志。六十四日再变，生膀胱，其发耳与尻冷。肾与膀胱俱主于水，水数一，故先变生之。九十六日三变，生心喜。一百二十八日四变，生小肠，其发汗出而微惊。心为火，火数二。一百六十日五变，生肝哭。一百九十二日六变，生胆，其发目不开而赤。肝主木，木数三。二百二十四日七变，生肺声。二百五十六日八变，生大肠，其发肤热而汗，或不汗。肺属金，金数四。二百八十八日九变，生脾智。三百二十日十变，生胃，其发不食，肠痛而吐乳。脾与胃皆属土，土数五，故第五次之变蒸应之，变蒸至此使全矣❶。此后乃齿生，能言，知喜怒，故云使全也。

太仓云：气入四肢，长碎骨，于十变后六十四日，长其经脉，手足受血，故手能持物，足能行立也。经云：变且蒸，谓蒸毕而足一岁之日也。师曰：不汗而热者，发其汗，大吐者，微下，不可余治，是以小儿须变蒸。蜕齿者，如花之易苗，所谓不及三十二齿，由变之不及，齿当

---

❶ 脾与胃皆属土，土数五，故第五次之变蒸应之，变蒸至此使全矣：此二十五字原脱，据周本补。

与变日 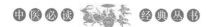相合也，年壮而视齿方明。

五脏所主

心主惊，实则叫哭，发热，饮水而搐，虚则卧而悸动不安。

肝主风，实则目直，大叫，呵欠，项急，顿闷，虚则咬牙，多欠，气热则外生气，气温则内生气。

脾主困，实则困睡，身热饮水，虚则吐泻生风。

肺主喘，实则闷乱，喘促，有饮水者，有不饮水者，虚则哽气，长出气。

肾主虚，无实也。惟疮疹，肾实则变黑陷。

更当别虚实证。假如肺病又见肝证，咬牙多呵欠者，易治，肝虚不能胜肺故也。若目直，大叫哭，项急顿闷者，难治，盖肺久病则虚冷，肝强实而反胜肺也。视病之新久虚实，虚则补母，实则泻子。

五 脏 病

肝病，哭叫，目直，呵欠，顿闷，项急。

心病，多叫哭，惊悸，手足动摇，发热饮水。

脾病，困睡，泄泻，不思饮食。

肺病，闷乱哽气，长出气，气短喘息。

---

❶ 日：周本作"蒸"。义长。

肾病，无精光，畏明，体骨重。

肝外生感风

呵欠，顿闷，口中气热，当发散，大青膏主之。若能食，饮水不止，当大黄丸微下之，余不可下。

肝　热

手寻衣领及乱捻物，泻青丸主之。壮热饮水，喘闷，泻白散主之。

肺　热

手掐眉目鼻面，甘桔汤主之。

肺盛复有风冷

胸满短气，气急喘嗽上气。当先散肺，后发散风冷。散肺，泻白散、大青膏主之。肺只❶伤寒，则不胸满。

肺虚热

唇深红色，治之散肺。虚热，少服泻白散。

肺　脏　怯

唇白色，当补肺，阿胶散主之。若闷乱气粗，喘促哽气者，难治，肺虚损故也。

---

❶ 只：周本作"不"。

脾肺病久，则虚而唇白。脾者，肺之母也。母子皆虚，不能相营，故名曰怯。肺主唇白，白而泽者吉，白如枯骨者死。

心 热

视其睡，口中气温，或合面睡，及上窜咬牙，皆心热也，导赤散主之。

心气热，则心胸亦热，欲言不能，而有就冷之意，故合面卧。

心 实

心气实则气上下行涩，合卧则气不能通，故喜仰卧，则气得上下通也，泻心汤主之。

肾 虚

儿本虚怯，由胎气不成，则神不足。目中白睛多，其颅即解，囟开也。面色㿠白，此皆难养。纵长，不过八八之数；若恣色欲，多不及四旬而亡。或有因病而致肾虚者，非也。又肾气不足，则下窜，盖骨重，惟欲坠于下而缩身也。肾水，阴也。肾虚则畏明，皆宜补肾。地黄丸主之。

面 上 证

左腮为肝，右腮为肺，额上为心，鼻为脾，颏为肾。

赤者，热也，随证治之。

目 内 证

赤者，心热，导赤散主之。

淡红者，心虚热，生犀散主之。

青者，肝热，泻青丸主之。浅淡者补之。

黄者，脾热，泻黄散主之。

无精光者，肾虚，地黄丸主之。

肝病胜肺

肝病秋见，一作日晡。肝强胜肺，肺怯不能胜肝，当补脾肺，治肝。益脾者，母令子实故也。补脾，益黄散；治肝，泻青丸主之。

肺病胜肝

肺病春见，一作早晨。肺胜肝，当补肾肝，治肺脏。肝怯者，受病也。补肝肾，地黄丸；治肺，泻白散主之。

肝 有 风

目连札❶不搐，得心热则搐。治肝，泻青丸；治心，导赤散主之。

---

❶ 目连札：病证名。又名眼睫连札。指两眼频繁眨动。

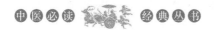

肝 有 热

目直视不搐，得心热则搐。治肝，泻青丸。治心，导赤散主之。

肝有风甚

身反折强直，不搐，心不受热也，当补肾治肝。补肾，地黄丸；治肝，泻青丸主之。

凡病或新或久，皆引肝风，风动而上❶于头目，目属肝，风入于目，上下左右如风吹，不轻不重，儿不能任，故目连札也。若热入于目，牵其筋脉，两眦俱紧，不能转视，故目直也。若得心热则搐，以其子母俱有实热，风火相搏故也。治肝，泻青丸；治心，导赤散主之。

惊痫发搐

男发搐，目左视无声，右视有声；女发搐，目右视无声，左视有声。相胜故也。更有发时证。

早晨发搐

因潮热，寅、卯、辰时身体壮热，目上视，手足动摇，口内生热涎，项颈急。此肝旺，当补肾治肝也。补肾，地黄丸；治肝，泻青丸主之。

---

❶ 上：原作"止"，据周本改。

日午发搐

因潮热，巳、午、未时发搐，心神惊悸，目上视，白睛赤色，牙关紧，口内涎，手足动摇。此心旺也，当补肝治心。治心，导赤散、凉惊丸；补肝，地黄丸主之。

日晚发搐

因潮热，申、酉、戌时不甚搐而喘，目微斜视，身体似热，睡露睛，手足冷，大便淡黄水。是肺旺，当补脾治心肝。补脾，益黄散；治肝，泻青丸；治心，导赤散主之。

夜间发搐

因潮热，亥、子、丑时不甚搐，而卧不稳，身体温壮，目睛紧，斜视，喉中有痰，大便银褐色，乳食不消，多睡，不纳津液，当补脾治心。补脾，益黄散；治心，导赤散、凉惊丸主之。

伤风后发搐

伤风后得之，口中气出热，呵欠，顿闷，手足动摇。当发散，大青膏主之。小儿生本怯者，多此病也。

伤食后发搐

伤食后得之，身体温，多唾多睡，或吐不思食而发

搐。当先定搐，搐退，白饼子下之，后服安神丸。

百日内发搐

真者，不过三两次必死；假者，发频不为重。真者，内生惊痫；假者，外伤风冷。盖血气未实，不能胜任，乃发搐也。欲知假者，口中气出热也。治之可发散，大青膏主之，及用涂囟浴体法。

急 惊

因闻大声或大惊而发搐，发过则如故，此无阴也，当下之，利惊丸主之。

小儿急惊者，本因热生于心。身热面赤引饮，口中气热，大小便黄赤，剧则搐也。盖热甚则风生，风属肝，此阳盛阴虚也，故利惊丸主之，以除其痰热，不可与巴豆及温药大下之，恐搐❶，虚热不消也。小儿热痰客于心胃，因闻声非常，则动而惊搐矣。若热极，虽不因闻声及惊，亦自发搐。

慢 惊

因病后，或吐泻，脾胃虚损，遍身冷，口鼻气出亦冷。手足瘛疭，昏睡，睡露睛。此无阳也，栝蒌汤主之。

凡急慢惊，阴阳异证，切宜辨而治之。急惊合凉泻，

---

❶ 搐：周本作"蓄"。

慢惊合温补。世间俗方，多不分别，误小儿甚多。又小儿伤于风冷，病吐泻，医谓脾虚，以温补之，不已，复以凉药治之；又不已，谓之本伤风，医乱攻之。因脾气即虚，内不能散，外不能解，至十余日，其证多睡露睛，身温。风在脾胃，故大便不聚而为泻，当去脾间风，风退则利止，宣风散主之；后用使君子丸补其胃。亦有诸吐利久不瘥者，脾虚生风而成慢惊。

五　痫

凡治五痫，皆随脏治之。每脏各有一兽并，五色丸治其**❶**病也。

犬痫：反折，上窜，犬叫，肝也。

羊痫：目瞪，吐舌，羊叫，心也。

牛痫：目直视，腹满，牛叫，脾也。

鸡痫：惊跳，反折，手纵，鸡叫，肺也。

猪痫：如尸，吐沫，猪叫，肾也。

五痫重者死，病后甚者亦死。

疮疹候

面燥腮赤，目胞亦赤。呵欠顿闷，乍凉乍热。咳嗽喷嚏，手足梢冷。夜卧惊悸，多睡，并疮疹证，此天行之病

---

❶ 其：原作"小"，据周本改。

也。惟用温凉药治之。不可妄下及妄攻发，受风冷。

五脏各有一证：肝脏水疱，肺脏脓疱，心脏斑，脾脏疹，归肾变黑。

惟斑疹病后，或发痫，于疮难发痫矣。木胜脾，木归心故也。若凉惊，用凉惊丸；温惊，用粉红丸。

小儿在胎十月，食五脏血秽，生下则其毒当出。故疮疹之状，皆五脏之液。肝主泪，肺主涕，心主血，脾为裹血。其疮出有五名：肝为水疱，以泪出如水，其色青小；肺为脓疱，以涕稠浊，色白而大；心为斑，心主血，色赤而小，次于水疱；脾为疹，小次斑疱，其主裹血，故赤色黄浅也。涕泪出多，故脓疱、水疱皆大；血营于内，所出不多，故斑疹皆小也。病疱者，涕泪俱少，譬胞中容水，水出则瘦故也。

始发潮热，三日以上，热运入皮肤，即发疮疹，而不甚多者，热留肤腠之间故也。潮热随脏出，如早食潮热不已，为水疱之类也。

疮疹始出之时，五脏证见，惟肾无候，但见平证，耳尻凉，耳凉是也。

尻耳俱属于肾，其居北方，主冷也。若疮黑陷而耳尻反热者，为逆也。若用百祥丸、牛李膏各三服，不愈者，死病也。

凡疮疹若出，辨视轻重，若一发便出尽者，必重也。

疮夹疹者，半轻半重也。出稀者轻，里外肥红者轻；外黑里赤者，微重也；外白里黑者，大重也；疮端里黑点如针孔者，势剧也；青干紫陷，昏睡，汗出不止，烦躁，热渴，腹胀，啼喘，大小便不通者，困也。

凡疮疹，当乳母慎口，不可令饥及受风冷，必归肾而变黑，难治也。

有大热者，当利小便；有小热者，宜解毒。若黑紫干陷者，百祥丸下之；不黑者，慎勿下。更看时月轻重：大抵疮疹属阳，出则为顺，故春夏病为顺，秋冬病为逆。冬月肾旺，又盛寒，病多归肾变黑。又当辨春脓疱，夏黑陷，秋斑子，冬疹子，亦不顺也。虽重病，犹十活四五；黑者无问何时，十难救一。其候或寒战噤牙，或身黄肿紫，宜急以百祥丸下之。复恶寒不已，身冷出汗，耳尻反热者，死病也。何以然？肾气大旺，脾虚不能制故也。下后身热气温，欲饮水者可治，以脾土胜肾，寒去而温热也。治之宜解毒，不可妄下；妄下则内虚，多归于肾。若能食，而痂头焦起，或未焦而喘实者，可下之。身热烦渴，腹满而喘，大小便涩，面赤，闷乱，大吐，此当利小便，不瘥者，宜宣风散下之。若五七日痂不焦，是内发热，热气蒸于皮中，故疮不得焦痂也，宜宣风散导之，用生犀磨汁解之，使热不生，必着痂矣。

疮疹由内相胜也，惟斑疹能作搐。疹为脾所生，脾虚而肝旺乘之，木来胜土，热气相击，动于心神，心喜为热，神气不安，因搐成痫；斑子为心所生，心生热，热则生风，风属于肝，二脏相搏，风火相争，故发搐也。治之当泻心肝，补其母，栝蒌汤主之。

疮黑而忽泻，便脓血，并痂皮者顺，水谷不消者逆。何以然？且疮黑属肾，脾气本强，或旧服补脾药，脾气得实，肾虽用事，脾可制之。今疮入腹为脓血及连痂皮得出，是脾强肾退，即病出而安也；米谷及泻乳不化者，是脾虚不能制肾，故自泄也，此必难治。

伤 风

昏睡，口中气热，呵欠顿闷，当发散，与大青膏。解不散，有下证，当下，大黄丸主之。

大饮水不止而善食者，可微下，余不可下也。

伤风手足冷

脾脏怯也，当和脾，后发散。和脾，益黄散；发散，大青膏主之。

伤风自利

脾脏虚怯也，当补脾，益黄散；发散，大青膏主之。未瘥，调中丸主之；有下证，大黄丸下之，下后服温惊丸。

伤风腹胀

脾脏虚也，当补脾。必不喘后发散，仍补脾也。去胀，塌气丸主之；发散，大青膏主之。

伤风兼脏

兼心则惊悸。

兼肺则闷乱，喘息，哽气，长出气，嗽。

兼肾则畏明。

各随补母，脏虚见故也。

伤风下后余热

以药下之太过，胃中虚热，饮水无力也。当生胃中津液，多服白术散。

伤寒疮疹同异

伤寒，男体重，面黄；女面赤，喘急，憎寒。各口中气热，呵欠顿闷，项急也。疮疹腮赤燥，多喷嚏，悸动，昏倦，四肢冷。伤寒，当发散之。治疮疹，行温平。有大热者，解毒。余见前说。

初生三日内吐泻壮热

不思乳食，大便乳食不消，或白色，是伤食。当下之，后和胃。下，用白饼子；和胃，用益黄散主之。

初生三日以上至十日吐泻身温凉

不思乳食，大便青白色，乳食不消，此上实下虚也。更有兼见证：

肺：睡露睛、喘气。

心：惊悸，饮水。

脾：困倦，饶睡。

肝：呵欠，顿闷。

肾：不语，畏明。

当泻，见儿兼脏。补脾，益黄散主之。此二证多病于秋夏也。

初生下吐

初生下，拭掠儿口中秽恶不尽，咽入喉中，故吐。木瓜丸主之。凡初生，急须拭掠口中令净。若啼声一发则咽下，多生诸病。

伤风吐泻身温

乍凉乍热，睡多气粗，大便黄白色，呕吐，乳食不消，时咳嗽，更有五脏兼见证，当煎入脏君臣药，化大青膏，后服益黄散。如先曾下，或无下证，慎不可下也。此乃脾肺受寒，不能入食❶也。

---

❶ 食：原作"脾"，据周本改。

伤风吐泻身热

多睡，能食乳，饮水不止，吐痰，大便黄水，此为胃虚热渴吐泻也。当生胃中津液，以止其渴。止后用发散药。止渴，多服白术散；发散，大青膏主之。

伤风吐泻身凉

吐沫，泻青白色，闷乱不渴，哕气，长出气，睡露睛，此伤风荏苒轻怯，因成吐泻。当补脾，后发散。补脾，益黄散；发散，大青膏主之。此二证多病于春冬也。

风温潮热壮热相似

潮热者，时间发热，过时即退，来日依时发热，此欲发惊也。壮热者，一向热而不已，甚则发惊痫也。风热者，身热而口中气热，有风证；温壮者，但温而不热也。

肾怯失音相似

病吐泻及大病后，虽有声而不能言，又能咽药，此非失音，为肾怯，不能上接于阳故也。当补肾，地黄丸主之。失音乃猝病耳。

黄　相　似

身皮、目皆黄者，黄病也。身痛，膊背强，大小便涩，一身尽黄，面目指爪皆黄，小便如屋尘色，看物皆黄，渴者难治，此黄疸也。二证多病于大病后。别有一证，不因病后，身微黄者，胃热也。大人亦同。又有面黄，腹大，食土，渴者，脾疳也。又有自生而身黄者，胎疸也。古书云：诸疸皆热，色深黄者是也；若淡黄兼白者，胃怯，胃不和也。

夏秋吐泻

五月二十五日以后，吐泻，身壮热，此热也，小儿脏腑十分中九分热也。或因伤热乳食，吐乳不消，泻深黄色，玉露散主之。

六月十五日以后，吐泻，身温似热，脏腑六分热四分冷也。吐呕，乳食不消，泻黄白色，似渴，或食乳或不食乳。食前，少服益黄散；食后，多服玉露散。

七月七日以后，吐泻，身温凉，三分热七分冷也。不能食乳，多似睡，闷乱，哽气，长出气，睡露睛，唇白多哕，欲大便，不渴。食前，多服益黄散；食后，少服玉露散。

八月十五日以后，吐泻，身冷，无阳也。不能食乳，干哕，泻青褐水。当补脾，益黄散主之。不可下也。

吐　乳

吐乳，泻黄，伤热乳也；吐乳，泻青，伤冷乳也。皆当下。

虚 羸

脾胃不和，不能食乳，致肌瘦；亦因大病，或吐泻后，脾胃尚弱，不能传化谷气也。有冷者，时时下利，唇口青白；有热者，温壮身热，肌肉微黄。此冷热虚羸也。冷者，木香丸主之，夏月不可服，如有证则少服之。热者，胡黄连丸主之，冬月不可服，如有证则少服之。

咳 嗽

夫嗽者，肺感微寒。八九月间，肺气大旺，病嗽者，其病必实，非久病也。其证面赤，痰盛，身热，法当以葶苈丸下之。若久者，不可下也。十一月、十二月嗽者，乃伤风嗽也，风从背脊第三椎肺俞穴入也，当以麻黄汤汗之。有热证，面赤，饮水，涎热，咽喉不利者，宜兼甘桔汤治之。若五七日间，其证身热，痰盛，唾黏者，以褊银丸下之。有肺盛者，咳而后喘，面肿，欲饮水，有不饮水者，其身即热，以泻白散泻之。若伤风咳嗽五七日，无热证而但嗽者，亦葶苈丸下之，后用化痰药。有肺虚者，咳而哽气，时时长出气，喉中有声，此久病也，以阿胶散补之。痰盛者，先实脾，后以褊银丸微下之，涎退即补肺，补肺如上法。有嗽而吐水，或青绿水者，以百祥丸下之。有嗽而吐痰涎、乳食者，以白饼子下之，有嗽而咯脓血者，乃肺热，食后服甘桔汤。久嗽者，肺亡津液，阿胶散

补之。咳而痰实，不甚，喘而面赤，时饮水者，可褊银丸
下之。

治嗽大法：盛即下之，久即补之，更量虚实，以意
增损。

诸 疳

疳在内，目肿，腹胀，利色无常，或沫青白，渐瘦
弱，此冷证也。

疳在外，鼻下赤烂，自揉鼻，头上有疮不着痂，渐绕
耳生疮。治鼻疮烂，兰香散；诸疮，白粉散主之。

肝疳，白膜遮睛，当补肝，地黄丸主之。

心疳，面黄颊赤，身壮热，当补心，安神丸主之。

脾疳，体黄腹大，食泥土，当补脾，益黄散主之。

肾疳，极瘦，身有疮疥，当补肾，地黄丸主之。

筋疳，泻血而瘦，当补肝，地黄丸主之。

肺疳，气喘，口鼻生疮，当补脾肺，益黄散主之。

骨疳，喜卧冷地，当补肾，地黄丸主之。

诸疳，皆依本脏补其母，及与治疳药，冷则木香丸，
热则胡黄连丸主之。

疳皆脾胃病，亡津液之所作也。因大病或吐泻后，以
药吐下，致脾胃虚弱，亡津液。且小儿病疳，皆愚医之所
坏病。假如潮热，是一脏虚一脏实，而内发虚热也。法当

补母而泻本脏则愈。假令日中发潮热，是心虚热也，肝为心母，则宜先补肝，肝实而后泻心，心得母气，则内平，而潮热愈也。医见潮热，妄谓其实，乃以大黄、牙硝辈诸冷药利之。利既多矣，不能禁约而津液内亡，即成疳也。又有病癖，其疾发作，寒热饮水，胁下有形硬痛。治癖之法，当渐消磨，医反以巴豆、硇砂辈下之。小儿易虚易实，下之既过，胃中津液耗损，渐令疳瘦。

又有病伤寒，五六日间有下证，以冷药下之太过，致脾胃津液少，即使引饮不止，而生热也。热气内耗，肌肉外消，他邪相干，证变诸端，因亦成疳。

又有吐泻久病，或医妄下之，其虚益甚，津液燥损，亦能成疳。

又有肥疳，即脾疳也，身瘦黄，皮干，而有疮疥。其候不一，种种异端，今略举纲纪：

目涩或生白膜，唇赤，身黄干或黑，喜卧冷地，或食泥土，身有疮疥，泻青白黄沫水，利色变易，腹满，身耳鼻皆有疮，发鬓作穗，头大项细，极瘦，饮水，皆其证也。

大抵疳病，当辨冷热肥瘦。其初病者为肥热疳，久病者为瘦冷疳。冷者木香丸，热者胡黄连丸主之。冷热之疳，尤宜如圣丸。故小儿之脏腑柔弱，不可痛击，大下必亡津液而成疳。凡有可下，量大小虚实而下之，则不至为疳也。初病津液少者，当生胃中津液，白术散主之，惟多则妙。余见下。

胃气不和

面㿠白无精光，口中气冷，不思食，吐水。当补脾，益黄散主之。

胃冷虚

面㿠白色，瘦弱，腹痛不思食。当补脾，益黄散主之；若下利者，调中丸主之。

积 痛

口中气温，面黄白，目无精光，或白睛多，及多睡，畏食，或大便酸臭者，当磨积，宜消积丸；甚者，当白饼子下之。后和胃。

虫痛<small>虚实腹痛附</small>

面㿠白，心腹痛，口中沫及清水出，发痛有时，安虫散主之。小儿本怯者，多此病。

积痛，食痛，虚痛，大同小异。惟虫痛者，当口淡而沫自出，治之随其证。

虫与痫相似

小儿本怯，故胃虚冷，则虫动而心痛，与痫略相似，但目不斜，手不搐也。安虫散主之。

气 不 和

口频撮，当调气，益黄散主之。

食 不 消

脾胃冷，故不能消化。当补脾，益黄散主之。

腹中有癖

不食，但饮乳是也。当渐用白饼子下之。

小儿病癖，由乳食不消，伏在腹中，乍凉乍热，饮水或喘嗽，与潮热相类，不早治，必成疳。以其有癖，则令儿不食，致脾胃虚而热发，故引饮。水过多，即荡涤肠胃，亡失津液。脾胃不能传化水谷，其脉沉细，益不食。脾胃虚衰，四肢不举，诸邪遂生，鲜不瘦而成疳矣。余见疳门。

虚实腹胀 肿附

腹胀由脾胃虚，气攻作也。实者，闷乱喘满，可下之，用紫霜丸、白饼子。不喘者，虚也，不可下。若误下，则脾气虚，上附肺而行，肺与脾子母皆虚。肺主目胞、腮之类，脾主四肢，母气虚甚，即目胞腮肿也。色黄者，属脾也。治之用塌气丸渐消之。未愈，渐加丸数，不可以丁香、木香、橘皮、豆蔻大温散药治之。何以然？脾虚气未出，腹胀而不喘，可以散药治之，使上下分消其气，则愈也；若虚气已出，附肺而行，即脾胃内弱，每生虚气，入于四肢面目矣。小儿易为虚实，脾虚不受寒温，服寒则生冷，服温则生热，当识此，勿误也。胃久虚热，多生疳病，或引饮不止。脾虚不能胜肾，随肺之气上行于四肢，若水状；肾气浸浮于肺，即大喘也。此当服塌气丸。病愈后，面未红者，虚衰未复故也。

治腹胀者，譬如行兵战寇于林，寇未出林，以兵攻之，必可获；寇若出林，不可急攻，攻必有失，当以意渐收之，即顺也。

治虚腹胀，先服塌气丸；不愈，腹中有食积、结粪、小便黄，时微喘，脉伏而实，时饮水，能食者，可下之。盖脾初虚而后结有积，所治宜先补脾，后下之，下后又补脾，即愈也。补肺恐生虚喘。

喜　汗

厚衣卧而额汗出也，止汗散主之。

盗　汗

睡而自汗出，肌肉虚也，止汗散主之。遍身汗，香瓜丸主之。

夜　啼

脾脏冷而痛也，当与温中药，及以法禳之，花火膏主之。

惊 啼

邪热乘心也，当安心，安神丸主之。

弄 舌

脾脏微热，令舌络微紧，时时舒舌。治之勿用冷药及下之，当少与泻黄散渐服之。亦或饮水，医疑为热，必冷药下之者，非也。饮水者，脾胃虚，津液少也。又加面黄肌瘦，五心烦热，即为疳瘦，宜胡黄连丸辈。大病未已，弄舌者凶。

丹 瘤

热毒气客于腠理，搏于血气，发于外皮上，赤如丹。当以白玉散涂之。

解 颅

年大而囟不合，肾气不成也，长必少笑。更有目白睛多，眊白色瘦者，多愁少喜也。余见肾虚。

太阳虚汗

上至头，下至项，不过胸也，不须治之。

胃怯汗

上至项，下至脐，此胃虚，当补胃，益黄散主之。

胃 啼

小儿筋骨血脉未成，多哭者，至小所有也。

胎 肥

生下肌肉厚，遍身血色红。满月以后，渐渐肌瘦，目白睛粉红色，五心热，大便难，时时生涎，浴体法主之。

胎 怯

生下面色无精光，肌肉薄，大便白水，身无血色，时时硬气，多哕，目无精彩，当浴体法主之。

胎 热

生下有血气，时叫哭，身壮热，如淡茶色，目赤，小便赤黄，粪稠，急食乳，浴体法主之。更别父母肥瘦，肥不可生瘦，瘦不可生肥也。

急欲乳不能食

因客风热入儿脐，流入心脾经，即舌厚唇燥，口不能乘乳，当凉心脾。

龟胸、龟背

肺热胀满，攻于胸膈，即成龟胸。又乳母多食五辛亦成。

儿生下，客风入脊，逐于骨髓，即成龟背。治之以龟尿点骨节。取尿之法：当莲叶安龟在上，后用镜照之，自尿出，以物盛之。

肿　病

肾热传于膀胱，膀胱热盛，逆于脾胃，脾胃虚而不能制肾，水反克土，脾随水行，脾主四肢，故流走而身面皆肿也。若大喘者重也。何以然？肾大盛而克退脾土，上胜心火，心又胜肺，肺为心克，故喘。或问：心刑肺，肺本见虚，今何喘实？曰：此有二，一者肺大喘，此五脏逆；二者肾水气上行，旁浸于肺，故令大喘。此皆难治。

五脏相胜轻重

肝脏病见秋，木旺，肝强胜肺也，宜补肺泻肝。轻者肝病退，重者唇白而死。

肺病见春，金旺，肺胜肝，当泻肺。轻者肺病退，重者目淡青，必发惊。更有赤者，当搐，为肝怯，当目淡青色也。

心病见冬，火旺，心强胜肾，当补肾治心。轻者病退，重者下窜不语，肾虚怯也。

肾病见夏，水胜火，肾胜心也，当治肾。轻者病退，重者悸动当搐也。

脾病见四旁，皆仿此治之。顺者易治，逆者难治。脾怯当面目赤黄，五脏相反，随证治之。

杂 病 证

目赤兼青者，欲发搐。

目直而青，身反折，强直者，生惊。

咬牙甚者，发惊。

口中吐沫水者，后必虫痛。

昏睡善嚏，悸者，将发疮疹。

吐泻，昏睡露睛者，胃虚热。

吐泻，昏睡不露睛者，胃实热。

吐泻，乳不化，伤食也。下之。

吐沫及痰，或白绿水，皆胃虚冷。

吐稠涎及血，皆肺热，久则虚。

泻黄、红、赤、黑，皆热，赤亦毒。

泻青白，谷不化，胃冷。

身热不饮水者，热在外；身热饮水者，热在内。

口噤不止则失音，迟声亦同。

长大不行，行则脚细。

齿久不生，生则不固。

发久不生，生则不黑。

血虚怯，为冷所乘，则唇青。

尿深黄色，久则尿血。

小便不通，久则胀满，当利小便。

洗浴拭脐不干，风入作疮，令儿撮口，甚者，是脾虚。

吐涎痰热者，下之；吐涎痰冷者，温之。

先发脓疱，后发斑子者，逆。

先发脓疱，后发疹子者，顺。

先发水疱，后发疹子者，逆。

先发脓疱，后发水疱，多者顺，少者逆。

先水疱，后斑子，多者逆，少者顺。

先疹子，后斑子者，顺。

凡疮疹只出一般者，善。

胎实，面红，目黑睛多者，多喜笑。

胎怯，面黄，目黑睛少，白睛多者，多哭。

凡病先虚，或下之，合下者，先实其母，然后下之。

假令肺虚而痰实，此可下。先当益脾，后方泻肺也。

大喜后食乳食，多成惊痫。

大哭后食乳食，多成吐泻。

心痛吐水者，虫痛。

心痛不吐水者，冷心痛。

吐水不心痛者，胃冷。

病重，面有五色不常；不泽者，死。

呵欠面赤者，风热。

呵欠面青者，惊风。

呵欠面黄者，脾虚惊。

呵欠多睡者，内热。

呵欠气热者，伤风。

热证疏利或解化后，无虚证，勿温补，热必随生。

不 治 证

目赤脉贯瞳仁。

囟 ❶ 肿及陷。

鼻干黑。

鱼口气急。

吐虫不定。

泻不定，精神好。

大渴不止，止之又渴。

吹鼻不喷。

病重，口干不睡。

时气，唇上有青黑点。

颊深赤，如涂胭脂。

鼻开张，喘急不定。

❶ 囟：原作"胸"，据周本改。

搐

李寺丞子，三岁，病搐，自卯至巳，数医不治。后召钱氏视之。搐目右视，大叫哭。李曰：何以搐右？钱曰：逆也。李曰：何以逆？曰：男为阳而本发左，女为阴而本发右。若男目左视，发搐时无声，右视有声；女发时右视无声，左视有声。所以然者，左肝右肺，肝木肺金，男目右视，肺胜肝也；金来刑木，二脏相战，故有声也。治之，泻其强而补其弱。心实者，亦当泻之，肺虚不可泻。肺虚之候，闷乱哽气，长出气，此病男反女，故男易治于女也。假令女发搐，目左视，肺之胜肝，又病在秋，即肺兼旺位，肝不能任，故哭叫，当大泻其肺，然后治心续肝。所以俱言目反直视，乃肝主目也。凡搐者，风热相搏

---

❶ 二十三证：所记病案为二十四例，其中"疮疹"三例，实记录病证为二十二证。

于内，风属肝，故引见之于目也。钱用泻肺汤泻之，二日不闷乱，当知肺病退。后下地黄丸补肾，三服后，用泻青丸、凉惊丸各二服。凡用泻心肝药，五日方愈，不妄治也。又言：肺虚不可泻者何也？曰：设令男目右视，木反克金，肝旺胜肺，而但泻肝；若更病在春夏，金气极虚，故当补其肺，慎勿泻也。

急 搐

广亲宅七太尉，方七岁，潮热数日，欲愈。钱谓其父二大王曰：七使潮热方安，八使预防惊搐。王怒曰：但使七使愈，勿言八使病。钱曰：八使过来日午间，即无苦也。次日午前，果作急搐。召钱治之，三日而愈。盖预见目直视而腮赤，必肝心俱热，更坐石机子，乃欲冷，此热甚也。肌肤素肥盛，脉又急促，故必惊搐。所以言午时者，自寅至午，皆心肝所用事时。治之，泻心肝补肾，自安矣。

发 搐

李司户孙病，生百日，发搐三五次。请众医治，作天钓，或作胎惊、痫，皆无应者。后钱用大青膏如小豆许，作一服发之。复与涂囟法封之，及浴法，三日而愈。何以然？婴儿初生，肌骨嫩怯，被风伤之，子不能任，故发搐。频发者，轻也。何者？客风在内，每遇不任即搐。搐稀者，是五内发病，不可救也。搐频者，宜散风冷，故用大青膏，不可多服，盖儿至小，易虚易实，多即生热，只一服而已，更当封、浴，无不效者。

吐泻慢惊

东都王氏子，吐泻，诸医药下之，至虚，变慢惊。其候，睡露睛，手足瘛疭而身冷。钱曰：此慢惊也，与栝蒌汤。其子胃气实，即开目而身温。王疑其子不大小便，令诸医以药利之。医留八正散等，数服不利而身复冷。令钱氏利小便。钱曰：不当利小便，利之，必身冷。王曰：已身冷矣，因抱出。钱曰：不能食而胃中虚，若利大小便即死。久即脾胃俱虚，当身冷而闭目，幸胎气实而难衰也。钱用益黄散、使君子丸，四服，令微饮食。至日午，果能饮食。所以然者，谓利大小便，脾胃虚寒，当补脾，不可别攻也。后又不语，诸医作失音治之。钱曰：既失音，何开目而能饮食？又牙不噤，而口不紧也，诸医不能晓。钱以地黄丸补肾。所以然者，用清药利小便，致脾肾俱虚，今脾已实，肾尚虚，故补肾必安。治之半月而能言，一月而痊也。

嗽死证

东都药铺杜氏，有子五岁，自十一月病嗽，至三月未止。始得嗽而吐痰，乃外风寒蓄入肺经，令肺病，嗽而吐痰，风在肺中故也。宜以麻黄辈发散，后用凉药压之即愈。时医以铁粉丸、半夏丸、褊银丸诸法下之，其肺即虚而嗽甚，至春三月间尚未愈。召钱氏视之。其候面青而光，嗽而喘促，哽气，又时长出气。钱曰：病困十已八九。所以然者，面青而光，肝气旺也。春三月者，肝之位也，肺衰之时也。嗽者，肺之病。肺之病，自十一月至三月，久即虚痿。又曾下之，脾肺子母也，复为肝所胜，此为逆也，故嗽而喘促，哽气，长出气也。钱急与泻青丸，泻之后与阿胶散实肺。次日面青而不光。钱又补肺，而嗽如前；钱又泻肝，泻肝未已，又加肺虚，唇白如练。钱曰：此病必死，不可治也。何者？肝大旺而肺虚热，肺病不得其时而肝胜之。今三泻肝而肝❶病不退，三补肺而肺证犹虚，此不久生，故言死也。此证病于秋者，十救三四；春夏者，十难救 ·。果大喘而死。

风寒喘嗽

　　京东转运使李公，有孙八岁，病嗽而胸满短气。医者言肺经有热，用竹叶汤、牛黄膏各二服治之，三日加喘。钱曰：此肺气不足，复有寒邪，即使喘满，当补肺脾，勿服凉药。李曰：医已用竹叶汤、牛黄膏。钱曰：何治也？医曰：退热，退涎。钱曰：何热所作？曰：肺经热而生

❶ 肝：原作"肺"，据周本改。

嗽，嗽久不除生涎。钱曰：本虚而风寒所作，何热也？若作肺热，何不治其肺而反调心？盖竹叶汤、牛黄膏，治心药也。医有惭色。钱治愈。

肺 热

东都张氏孙，九岁，病肺热。他医以犀、珠、龙、麝、生牛黄治之，一月不愈。其证嗽喘闷乱，饮水不止，全不能食。钱氏用使君子丸、益黄散。张曰：本有热，何以又行温药？他医用凉药攻之，一月尚无效。钱曰：凉药久则寒，不能食。小儿虚不能食，当补脾，候饮食如故，即泻肺经，病必愈矣。服补脾药二日，其子欲饮食。钱以泻白散泻其肺，遂愈十分。张曰：何以不虚？钱曰：先实其脾，然后泻其肺，故不虚也。

疮 疹

睦亲宫十太尉，病疮疹，众医治之。王曰：疹未出。属何脏腑？一医言胃大热，一医言伤寒不退，一医言在母腹中有毒。钱氏曰：若言胃热，何以乍凉乍热？若言母腹中有毒，发属何脏也？医曰：在脾胃。钱曰：既在脾胃，何以惊悸？医无对。钱曰：夫胎在腹中，月至六七，则已成形，食母秽液，入儿五脏。食至十月，满胃脘中，至生之时，口有不洁，产母以手拭净，则无疾病。俗以黄连汁压之，云下脐粪及涎秽也。此亦母之不洁，余气入儿脏中，本先因微寒入而成。疮疹未出，五脏皆见病症，内一脏受秽多者，乃出疮疹。初欲病时，先呵欠，顿闷，惊悸，乍凉乍热，手足冷，面腮燥赤，咳嗽，时嚏，此五脏证具也。呵欠，顿闷，肝也；时发惊悸，心也；乍凉乍热，手足冷，脾也；面目腮颊赤，嗽嚏，肺也。惟肾无候，以在腑下，不能食秽故也。

凡疮疹乃五脏毒。若出归一证，则肝水疱、肝脓疱、心斑、脾疹，惟肾不食毒秽而无诸证。疮黑者，属肾，由不慎风冷而不饱，内虚也。又用抱龙丸数服，愈，其别无他候。故未发出，则见五脏证；已出，则归一脏也。

睦亲宅一大王，病疮疹，始用一李医，又召钱氏。钱留抱龙丸三服。李以药下之，其疹稠密。钱见大惊，曰：若非转下，则为逆病。王言李已用药下之。钱曰：疮疹始出，未有他证，不可下也。但当用平和药，频与乳食，不受风冷可也。如疮疹三日不出，或出不快，即微发之；微发不出，即加药；不出，即大发之。如大发后不多，及脉平无证者，即疮本稀，不可更发也。有大热者，当利小便；小热者，当解毒。若出快，勿发勿下，故只用抱龙丸治之。疮痂若起，能食者，大黄丸下一二行即止。今先下，一日疮疹未能出尽，而稠密甚，则难治，此误也。纵得安，其病有三：一者疥，二者痈，三者目赤。李不能治，经三日黑陷，复召钱氏。曰：幸不发寒，而病未困也。遂用百祥丸治之，以牛李膏为助，各一大服，至五日间，疮复红活，七日而愈。若黑者，归肾也。肾旺胜脾，土不克水，故脾虚寒战则难治。所用百祥丸者，以泻膀胱之腑，腑若不实，脏自不盛也。何以不泻肾？曰：肾主虚，不受泻。若二服不效，即加寒而死。

睦亲宫中十大王，疮疹，云疮疹始终出，未有他证，不可下，但当用平和药，频与乳食，不受风冷可也。如疮疹三日不出，或出不快，即微发之。如疮发后不多出，即加药；加药不出，即大发之。如发后不多，及脉平无证，即疮本稀，不可更发也。有大热者，当利小便；小热者，当解毒。若不快，勿发勿下攻，只用抱龙丸治之。疮疹若起，能食者，大黄丸下一二行即止。有大热者，当利小便；有小热者，宜解毒。若黑紫干陷者，百祥丸下之；不黑者，甚，勿下。身热烦躁，腹满而喘，大小便涩，面赤闷乱大吐，此当利小便。不瘥者，宣风散下之也。若五七日痂不焦，是内发热气，蒸于皮中，故疮不得焦痂也。宜宣风散导之，用生犀角磨汁解之，使执不生，必着痂矣。

惊 搐

四大王宫五太尉，因坠秋千，发惊搐。医以发热药治之不愈。钱氏曰：本急惊，后生大热，当先退其热。以大黄丸、玉露散、惺惺丸，加以牛黄、龙、麝解之。不愈。

至三日，肌肤尚热。钱曰：更二日不愈，必发斑疮，盖热不能出也。他医初用药发散，发散入表，表热即斑生。本初惊时，当用利惊药下之，今发散，乃逆也。后二日，果斑出。以必胜膏治之，七日愈。

潮 热

皇都徐氏子，三岁，病潮热，每日西则发搐，身微热而目微斜，反露睛，四肢冷而喘，大便微黄。钱与李医同治，钱问李曰：病何搐也？李曰：有风。何身热微温？曰：四肢所作。何目斜露睛？曰：搐则目斜。何肢冷？曰：冷厥必内热。曰：何喘？曰：搐之甚也。曰：何以治之？曰：嚏惊丸鼻中灌之，必搐止。钱又问曰：既谓风病，温壮搐引，目斜露睛，内热肢冷，及搐甚而喘，并以何药治之？李曰：皆此药也。钱曰：不然。搐者肝实也，故令搐；日西身微热者，肺潮用事。肺主身，温且热者，为肺虚。所以目微斜、露睛者，肝肺相胜也。肢冷者，脾虚也。肺若虚甚，母脾亦弱，木气乘脾，四肢即冷，治之当先用益黄散、阿胶散。得脾虚证退后，以泻青丸、导赤散、凉惊丸治之。后九日平愈。

夜 发 热

朱监簿子，五岁，夜发热，晓即如故。众医有作伤寒者，有作热治者，以凉药解之不愈。其候多涎而喜睡，他医以铁粉丸下涎，其病益甚。至五日，大引饮。钱氏曰：不可下之。乃取白术散末，煎一两，汁三升，使任其意，取足服。

朱生曰：饮多不作泻否？钱曰：无生水不能作泻，纵泻，不足怪也，但不可下耳。朱生曰：先治何病？钱曰：止渴治痰，退热清里，皆此药也。至晚服尽。钱看之曰：更可服三升。又煎白术散三升，服尽得稍愈。第三日又服白术散三升，其子不渴无涎。又投阿胶散，二服而愈。

虚 热

朱监簿子，三岁，忽发热。医曰：此心热，腮赤而唇红，烦躁引饮。遂用牛黄丸三服，以一物泻心汤下之。来日不愈，反加无力而不能食，又便利黄沫。钱曰：心经虚而有留热在内，必被凉药下之，致此虚劳之病也。钱先用白术散生胃中津，后以生犀散治之。朱曰：大便黄沫如何？曰：胃气正，即泻自止，此虚热也。朱曰：医用泻心汤何如？钱曰：泻心汤者，黄连性寒，多服则利，能寒脾胃也。坐久众医至，曰实热，钱曰：虚热。若实热，何以泻心汤下之不安，而又加面黄颊赤，五心烦躁，不食而引饮？医曰：既虚热，何大便黄沫？钱笑曰：便黄沫者，服泻心汤多故也。钱后与胡黄连丸治愈。

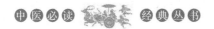

自　汗

张氏三子病，岁大者，汗遍身；次者，上至顶，下至胸；小者，但额有汗。众医以麦煎散治之不效。钱曰：大者与香瓜丸；次者与益黄散；小者与石膏汤。各五日而愈。

伏热吐泻

广亲宅四大王宫五太尉，病吐泻不止，水谷不化。众医用补药，言用姜汁调服之。六月中服温药，一日而加喘，吐不定，钱曰：当用凉药治之，所以然者，谓伤热在内也。用石膏汤三服，并服之。众医皆言：吐泻多而米谷不化，当补脾，何以用凉药？王信众医，又用丁香散三服。钱后至，曰：不可服此。三日外必腹满身热，饮水吐逆。三日外一如所言。所以然者，谓六月热甚，伏入腹中，而令引饮，热伤脾胃，即大吐泻。他医又行温药，即上焦亦热，故喘而引饮，三日当死。众医不能治，复召钱至宫中。见有热证，以白虎汤三服，更以白饼子下之。一日减药二分，二日三日，又与白虎汤各二服，四日用石膏汤一服，旋合麦门冬、黄芩、脑子、牛黄、天竺黄、茯苓，以朱砂为衣，与五丸，竹叶汤化下，热退而安。

虚体吐泻壮热

冯承务子，五岁，吐泻，壮热，不思食。钱曰：目中黑睛少而白睛多，面色㿠白，神怯也。黑睛少，肾虚也。黑睛属水，本怯而虚，故多病也。纵长成，必肌肤不壮，不耐寒暑，易虚易实，脾胃亦怯。更不可纵酒欲，若不保养，不过壮年。面上常无精神光泽者，如妇人之失血也。今吐利不食，壮热者，伤食也，不可下，下之虚；入肺则嗽，入心则惊，入脾则泻，入肾则益虚。此但以消积丸磨之，为微有食也。如伤食甚，则可下，不下则成癖也。实食在内，乃可下之。下毕，补脾必愈。随其虚实，无不效者。

吐　泻

广亲宫七太尉，七岁，病吐泻。是时七月，其证全不食而昏睡，睡觉而闷乱，哽气，干哕，大便或有或无，不渴。众医作惊治之，疑睡故也。钱曰：先补脾，后退热。与使君子丸补脾，退热石膏汤。次日又以水银、硫黄二物下之，生姜水调下一字。钱曰：凡吐泻，五月内，九分下而一分补；八月内，十分补而无一分下。此者是脾虚泻，医妄治之，至于虚损，下之即死。当即补脾。若以使君子丸即缓。钱又留温胃益脾药止之。医者李生曰：何食而哕？钱曰：脾虚而不能食，津少即哕逆。曰：何泻青褐水？曰：肠胃至虚，冷极故也。钱治而愈。

泻后脾肺虚

黄承务子，二岁，病泻。众医止之十余日。其证便青白，乳物不消，身凉，加哽气、昏睡。医谓病困笃。钱氏先以益脾散三服，补肺散三服。三日，身温而不哽气。后以白饼子微下之，与益脾散二服，利止。何以然？利本脾虚伤食，初不与大下，措置十日，上实下虚，脾气弱，引肺亦虚。补脾肺，病退，即身温不哽气是也。有所伤食，仍下之也，何不先下后补？曰：便青为下脏冷，先下必大虚，先实脾肺，下之则不虚，而后更补之也。

病目直视而不食

王驸马子，五岁，病目直视而不食，或言有神祟所使，请巫师祝神烧纸，病不愈，召钱至，曰：脏腑之疾，何用求神？钱与泻肝丸愈。

虫 痛

辛氏女，子五岁，病虫痛。诸医以巴豆、干漆、硇砂之属，治之不效。至五日外，多哭而俯仰，睡卧不安，自按心腹，时大叫；面无正色，或青或黄，或白或黑，目无光而慢，唇白吐沫。至六日，胸高而卧转不安。召钱至，钱详视之。用芜荑散三服，见目不除青色，大惊曰：此病大困，若更加泻，则为逆矣。至次日，辛见钱曰：夜来三更果泻。钱与泻盆中看，如药汁，以杖搅之，见有丸药。钱曰：此子肌厚，当气实，今证反虚，不可治也。辛曰：何以然？钱曰：脾虚胃冷则虫动，而今反目青，此肝乘脾，又更加泻，知其气极虚也。而丸药随粪下，即脾胃已脱，兼形病不相应，故知死病。后五日昏笃，七日而死。

病嗽咯血

段斋郎子，四岁，病嗽，身热，吐痰，数日而咯血。前医以桔梗汤及防己丸治之，不愈。涎上攻，吐喘不止。请钱氏。下褊银丸一大服，复以补肺汤、补肺散治之。或问：段氏子咯血肺虚，何以下之？钱曰：肺虽咯血，有热故也，久则虚痿。今涎上潮而吐，当下其涎，若不吐涎，则不甚便。盖吐涎能虚，又生惊也。痰实上攻，亦能发搐，故依法只宜先下痰，而后补脾肺，必涎止而吐愈，为顺治也。若先补其肺，为逆耳。此所谓识病之轻重先后为治也。

误下太过

郑人齐郎中者，家好收药散施。其子忽脏热，齐自取青金膏，三服并一服，饵之。服毕，至三更，泻五行，其子困睡。齐言：子睡多惊，又与青金膏一服，又泻三行，加口干身热。齐言：尚有微热未尽，又与青金膏。其妻

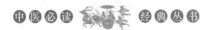

曰：用药十余行未安，莫生他病否？召钱氏至，曰：已成虚羸。先用煎❶白术散，时时服之，后服香瓜丸，十三日愈。

伤　食

曹宣德子，三岁，面黄，时发寒热，不欲食，而饮水及乳。众医以为潮热，用牛黄丸、麝香丸不愈，及以止渴干葛散服之，反吐。钱曰：当下白饼子，后补脾。乃以消积丸磨之，此乃癖也。后果愈。何以故？不食但饮水者，食伏于管内不能消，致令发寒，服止渴药吐者，以药冲故也，下之即愈。

---

❶ 煎：原作"前"，据周本改。

大 青 膏

治小儿热盛生风，欲为惊搐，血气未实，不能胜邪，故发搐也。大小便依度，口中气热，当发之。

天麻末，一钱　白附子末，生，一钱五分　青黛研，一钱　蝎尾去毒，生，末　乌蛇梢肉酒浸，焙干，取末。各一钱　朱砂研　天竺黄研

上同再研细，生蜜和成膏。每服半皂子大至一皂子大；月中儿粳米大。同牛黄膏、温薄荷水化一处服之。五岁以上同甘露散服之。

凉 惊 丸

治惊疳。

草龙胆　防风　青黛各三钱　钩藤二钱　黄连五钱　牛黄　麝香　龙脑各一字匕

上同研，面糊丸，粟米大。每服三五丸，金银花汤下。

粉红丸 又名温惊丸

天南星 腊月酿牛胆中百日，阴干，取末四两别研。如无酿者，只剉，炒熟用　朱砂 一钱五分，研　天竺黄 一两，研　龙脑 半字，别研　坯子胭脂 一钱，研，乃染胭脂

上用牛胆汁和丸，鸡头大。每服一丸，小者半丸，沙糖温水化下。

泻 青 丸

治肝热搐搦，脉洪实。

当归 去芦头，切，焙，秤　龙脑 焙，秤　川芎　山栀子仁　川大黄 湿纸裹，煨　羌活　防风 去芦头，切，焙，秤

上件等分为末，炼蜜和丸，鸡头大。每服半丸至一丸，煎竹叶汤同沙糖温水化下。

地 黄 丸

治肾怯失音，囟开不合，神不足，目中白睛多，面色㿠白等方。

熟地黄 炒，八钱　山萸肉　干山药 各四钱　泽泻　牡丹皮　白茯苓 去皮。各三钱

上为末，炼蜜丸，如梧子大。空心，温水化下三丸。

泻白散 _{又名泻肺散}

治小儿肺盛，气急喘嗽。

地骨皮_{洗去土，焙}　桑白皮_{细剉，炒黄。各一两}　甘草_{炙，一钱}

上剉散，入粳米一撮，水二小盏，煎七分，食前服。

阿胶散 _{又名补肺散}

治小儿肺虚，气粗喘促。

阿胶_{一两五钱，麸炒}　鼠黏子_{炒香}　甘草_{炙。各二钱五分}　马兜铃_{五钱，焙}　杏仁_{七个，去皮、尖，炒}　糯米_{一两，炒}

上为末，每服一二钱，水一盏，煎至六分，食后温服。

导 赤 散

治小儿心热，视其睡，口中气温，或合面睡，及上窜咬牙，皆心热也。心气热，则心胸亦热，欲言不能，而有就冷之意，故合面睡。

生地黄　甘草_生　木通_{各等分}

上同为末。每服三钱，水一盏，入竹叶同煎至五分，食后温服。_{一本不用甘草，用黄芩。}

益黄散 _{又名补脾散}

治脾胃虚弱，及治脾疳，腹大，身瘦。

陈皮_{去白，一两}　丁香_{二钱。一方用木香}　诃子_{炮，去核}

青皮_{去白}　甘草_{炙。各五钱}

上为末。三岁儿一钱半，水半盏，煎三分，食前服。

泻黄散_{又名泻脾散}

治脾热弄舌。

藿香叶_{七钱}　山栀子仁_{一钱}　石膏_{五钱}　甘草_{三两}　防

风_{四两，去芦，切，焙}

上剉，同蜜酒微炒香，为细末。每服一钱至二钱，水

一盏，煎至五分，温服清汁，无时。

白 术 散

治脾胃久虚，呕吐泄泻，频作不止，精液苦竭，烦渴

躁，但欲饮水，乳食不进，羸瘦困劣，因而失治，变成惊

痫。不论阴阳虚实并宜服。

人参_{切，去头，二钱五分}　白茯苓_{五钱}　白术_{五钱，炒}

藿香叶_{五钱}　木香_{二钱}　甘草_{一钱}　葛根_{五钱，渴者加至一两}

上㕮咀，每服三钱，水煎。热甚发渴，去木香。

涂 囟 法

麝香_{一字匕}　蝎尾_{去毒，为末，半钱。一作半字}　薄荷叶

_{半字匕}　蜈蚣_末　牛黄_末　青黛_{末。各一字匕}

上同研，用熟枣肉剂为膏，新绵上涂匀，贴囟上。四

方可出一指许，火上炙手，频熨。百日内外小儿可用此。

浴 体 法

治胎肥、胎热、胎怯。

天麻末二钱　全蝎去毒，为末　朱砂各五钱　乌蛇肉酒浸，焙干　白矾各二钱　麝香一钱　青黛三钱

上同研匀。每用三钱，水三碗，桃枝一握、叶五七枚，同煎至十沸，温热浴之。勿浴背。

甘 桔 汤

治小儿肺热，手掐眉目鼻面。

桔梗二两　甘草一两

上为粗末。每服二钱，水一盏，煎至七分，去滓，食后温服。

加荆芥、防风，名如圣汤。热甚加羌活、黄芩、升麻。

安 神 丸

治面黄颊赤，身壮热，补心。一治心虚肝热，神思恍惚。

马牙硝　白茯苓　麦门冬　干山药　甘草　寒水石研。各五钱　龙脑一字，研　朱砂一两研

上末之，炼蜜为丸，鸡头大。每服半丸，砂糖水化

下，无时。

当 归 汤

治小儿夜啼者，脏寒而腹痛也。面青手冷，不吮乳者是也。

当归　白芍药　人参各一分　甘草炙，半分　桔梗　陈皮不去白。各一分

上为细末，水煎半钱，时时少与服。又有热痛，亦啼叫不止。夜发，面赤唇焦，小便黄赤，与三黄丸，人参汤下。

泻 心 汤

治小儿心气实，则气上下行涩，合卧则气不得通，故喜仰卧，则气上下通。

黄连一两，去须

上为末。每服五分，临卧取温水化下。

生 犀 散

治目淡红，心虚热。

生犀二钱，剉末　地骨皮自采佳　赤芍药　柴胡根　干葛剉。各一两　甘草炙，五钱

上为粗末，每服一二钱，水一盏，煎至七分，温服，食后。

白饼子 又名玉饼子

治壮热。

滑石末一钱　轻粉五钱　半夏末一钱　南星末一钱　巴豆二十四个，去皮膜，用水一升，煮干，研细

上三味，捣罗为末，入巴豆粉，次入轻粉，又研匀，却入余者药末，如法令匀，糯米粉丸，如绿豆大，量小儿虚实用药。三岁以下，每服三丸至五丸，空心紫苏汤下。忌热物，若三五岁儿，壮实者不以此为，加至二十丸，以利为度。

利 惊 丸

治小儿急惊风。

青黛　轻粉各一钱　牵牛末五钱　天竺黄二钱

上为末，白面糊丸，如小豆大。二十丸，薄荷汤下。一法炼蜜丸，如芡实大。一粒，化下。

栝 蒌 汤

治慢惊。

栝蒌根二钱　白甘遂一钱

上用慢火炒焦黄色，研匀。每服一字，煎麝香薄荷汤调下，无时。凡药性虽冷，炒焦用之乃温也。

五 色 丸

治五痫。

朱砂五钱，研　水银一两　雄黄一两　铅三两，同水银熬

珍珠末一两，研

上炼蜜丸，如麻子大，每服三四丸，金银薄荷汤下。

调 中 丸

人参去芦　白术　干姜炮。各三两　甘草炙，减半

上为细末，丸如绿豆大，每服半丸至二三十丸，食前

温水送下。

塌 气 丸

治虚胀。如腹大者，加萝卜子，名褐丸子。

胡椒一两　蝎尾去毒，五钱

上为细末，面丸，粟米大。每服五七丸至一二十丸，

陈米饮下，无时。一方有木香一钱。

木 香 丸

治小儿疳瘦腹大。

木香　青黛另研　槟榔　豆蔻去皮。各一分　麝香另

研，一钱五分　续随子去皮，一两　虾蟆三个，烧存性

上为细末，蜜丸，绿豆大。每服三五丸至一二十丸，

薄荷汤下，食前。

胡黄连丸

治肥热疳。

川黄连五钱　胡黄连五钱　朱砂一钱，另研

以上二物为细末，入朱砂末，都填入猪胆内，用淡浆水煮。以杖于铫子上，用线钓之，勿着底，候一炊久取出，研入芦荟、麝香各一分，饭和丸，如麻子大。每服五七丸至二三十丸，米饮下，食后。

兰 香 散

治疳气，鼻下赤烂。

兰香叶菜名。烧灰，二钱　铜青五分　轻粉二字

上为细末，令匀，看疮大小，干贴之。

白 粉 散

治诸疳疮。

海螵蛸三分　白及三分　轻粉一分

上为末。先用浆水洗，拭干贴。

消 积 丸

治大便酸臭。

丁香九个　缩砂仁二十个　乌梅肉三个　巴豆二个，去皮油心膜

上为细末，面糊丸，黍米大。三岁以上三五丸，以下三二丸，温水下，无时。

安 虫 散

治小儿虫痛。

胡粉炒黄　槟榔　川楝子去皮核　鹤虱炒黄。各二两　白矾铁器熬，一分　干漆炒烟尽，二分　雄黄一分　巴豆霜一分

上为细末。每服一字，大者半钱。温米饮调下，痛时服。

紫 霜 丸

治消积聚。

代赭石煅，醋淬七次　赤石脂各一钱　杏仁五十粒，去皮尖　巴豆三十粒，去皮膜心，出油

上先将杏仁、巴霜入乳钵内，研细如膏，却入代赭、石脂末研匀，以汤浸蒸饼为丸，如粟米大。一岁服五丸，米饮汤下；一二百日内儿三丸，乳汁下。更宜量其虚实加减，微利为度。此药兼治惊痰诸证，虽下，不致虚人。

止 汗 散

治六阳虚汗，上至顶，下至项，不过胸也，不须治之。喜汗，厚衣卧而额汗出也，止汗散止之。

蒲扇灰如无扇，只将故蒲烧灰。

上研细。每服一二钱，温酒调下，无时。

香 瓜 丸

治遍身汗出。

大黄瓜黄色者一个，去瓤 川大黄湿纸裹，煨至纸焦 胡黄连 柴胡去芦 鳖甲醋炙黄 芦荟 青皮 黄柏

上除黄瓜外，同为细末。将黄瓜割去头，填入诸药置满，却盖口，用杖子插定，漫火内煨熟，面糊丸，如绿豆大。每服三二丸，食后冷浆水或新水下。大者五七丸至十丸。

花 火 膏

治夜啼。

灯花一棵

上取下，涂乳上，令儿吮之。

白 玉 散

治热毒气客于腠理，搏于血气，发于外，皮上赤如丹，是方用之。

白土二钱五分。又云滑石 寒水石五钱

上为末，用米醋或新水调涂。

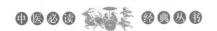

牛 黄 膏

治惊热。

雄黄<small>小枣大，用独茎萝卜根，水并醋，共大盏，煮尽</small> 甘草<small>末</small> 甜硝<small>各三钱</small> 朱砂<small>半钱匕</small> 龙脑<small>一钱匕</small> 寒水石<small>研细，五钱匕</small>

上同研匀，蜜和为剂，食后，薄荷汤温化下半皂子大。

牛 黄 丸

治小儿疳积。

雄黄<small>研，水飞</small> 天竺黄<small>各二钱</small> 牵牛<small>末，一钱</small>

上同再研，面糊为丸，粟米大。每服三丸至五丸。食后薄荷汤下。兼治疳消积，常服尤佳。大者加丸数。

玉露丸<small>又名甘露散</small>

治伤热，吐泻，黄瘦。

寒水石<small>软而微青黑，中有细纹者是</small> 石膏<small>坚白而墙壁，手不可折者是好。各半两</small> 甘草<small>生，一钱</small>

上同为细末。每服一字或半钱、一钱，食后温汤调下。

百祥丸一名南阳丸

治疮疹倒靥黑陷。

用红芽大戟，不以多少，阴干，浆水软去骨，日中曝干，复内汁中，煮汁尽，焙干，为末。

水丸如粟米大。每服一二十丸，研赤脂麻汤下，吐利止，无时。

牛李膏一名必胜膏

治同前方。

牛李子

上杵汁，石器内密封。每服皂子大，煎杏胶汤化下。

宣 风 散

治小儿慢惊。

槟榔二个　陈皮　甘草各半两　牵牛四两，半生半熟

上为细末。三二岁儿，蜜汤调下五分；以上一钱，食前服。

麝 香 丸

治小儿一切惊、疳等病。

草龙胆　胡黄连各半两　木香　蝉壳去剑为末，干秤
芦荟去砂，秤　熊胆　青黛各一钱　轻粉　脑麝　牛黄各一

钱，并别研　瓜蒂二十一个，为末

上猪胆丸，如桐子及绿豆大。惊疳，脏腑或秘或泻，清米饮或温水下小丸五七粒至一二十粒；疳眼，猪肝汤下；疳渴，焐猪汤下亦得，猪肉汤下亦得；惊风发搐，眼上，薄荷汤化下一丸，更水研一丸滴鼻中；牙疳疮、口疮，研贴；虫痛，苦楝子或白芜荑汤送下；百日内小儿，大小便不通，水研，封脐中；虫候，加干漆、好麝香各少许，并入生油一两点，温水化下。大凡病急则研碎，缓则浸化。小儿虚极、慢惊者勿服，尤治急惊痰热。

大惺惺丸

治惊疳百病及诸坏病，不可具述。

辰砂研　青礞石　金牙石各一钱半　雄黄一钱　蟾灰二钱　牛黄　龙脑各一字。别研　麝香半钱，别研　蛇黄三钱，醋淬五次

上研匀细，水煮，蒸饼为丸，朱砂为衣，如绿豆大。百日儿每服一丸，一岁儿二丸，薄荷温汤化下，食后。

小惺惺丸

解毒，治急惊，风痫，潮热及诸疾虚烦，药毒上攻，躁渴。

腊月取东行母猪粪烧灰存性　辰砂水研，飞　脑麝各二钱　牛黄一钱。各别研　蛇黄西山者，烧赤，醋淬三次，水研，

飞，干用，半两

上以东流水作面糊丸，桐子大，朱砂为衣。每服二三岁两丸，钥匙研破，温水化下。小儿才生，便宜服一丸，除胎中百疾，食后。

银 砂 丸

治涎盛膈热，实痰嗽，惊风，积，潮热。

水银结砂子，三皂子大　辰砂研，二钱　蝎尾去毒，为末　硼砂　粉霜各研　轻粉　郁李仁去皮，焙，秤，为末　白牵牛一钱　铁粉　好腊茶❶各三钱

上同为细末，熬梨汁为膏，丸如绿豆大。龙脑水化下一丸至三丸。亦名梨汁饼子。及治大人风涎，并食后。

蛇 黄 丸

治惊痫。因震骇、恐怖、叫号、恍惚是也。

蛇黄真者三个，火煅，醋淬　郁金七分。一处为末　麝香一字匕

上为末，饭丸，桐子大。每服一二丸，煎金银磨刀水化下。

---

❶ 腊茶：茶叶的一种。腊，取早春之义。以其汁泛乳色，与溶蜡相似，故也称蜡茶。

三圣丸

化痰涎，宽膈，消乳癖，化惊风，食痫，诸疳。小儿一岁以内常服，极妙。

小青丸

青黛一钱　牵牛末，三钱　腻粉一钱

并研匀，面糊丸，黍米大。

小红丸

天南星末，一两，生　朱砂半两，研　巴豆一钱，取霜

并研匀，姜汁面糊丸，黍米大。

小黄丸

半夏生，末，一分　巴豆霜一字　黄柏末，一字

并研匀，姜汁面糊丸，黍米大。

以上百日者各一丸，一岁者各二丸，随乳下。

铁粉丸

治涎盛，潮搐，吐逆。

水银砂子二分　朱砂　铁粉各一分　轻粉二分　天南星炮制，去皮脐，取末，一分

上同研，水银星尽为度，姜汁面糊丸，粟米大。煎生姜汤下十丸至十五丸、二三十丸，无时。

银 液 丸

治惊热，膈实呕吐，上盛涎热。

水银半两　天南星二钱，炮　白附子一钱，炮

上为末，用石脑油为膏。每服一皂子大，薄荷汤下。

镇 心 丸

治小儿惊痫，心热。

朱砂　龙齿　牛黄各一钱　铁粉　琥珀　人参　茯苓
防风各二钱　全蝎七个，焙

上末，炼蜜丸，如桐子大。每服一丸，薄荷汤下。

金 箔 丸

治急惊涎盛。

金箔二十片　天南星剉，炒　白附子炮　防风去芦须，
焙　半夏汤浸七次，切，焙干秤。各半两　雄黄　辰砂各一分
生犀末半分　牛黄　脑麝各半分。以上六物研

上为细末，姜汁面糊丸，麻子大。每服三五丸至
一二十丸，人参汤下。如治慢惊，去龙脑，服无时。

辰 砂 丸

治惊风涎盛潮作，及胃热吐逆不止。

辰砂别研　水银砂子各一分　天麻　牛黄五分　脑麝别

研，五分　生犀末　白僵蚕酒炒　蝉壳去足　干蝎去毒，炒
麻黄去节　天南星汤浸七次，切，焙干秤。各一分

上同为末，再研匀，熟蜜丸，如绿豆大，朱砂为衣。
每服一二丸或五七丸，食后服之，薄荷汤送下。

剪刀股丸

治一切惊风，久经宣利，虚而生惊者。

朱砂　天竺黄各研　白僵蚕去头足，炒　蝎去毒，炒
干蟾去四足并肠，洗，炙焦黄，为末　蝉壳去剑　五灵脂去黄
者，为末。各一分　牛黄　龙脑并研。各一字　麝香研，五分
蛇黄五钱，烧赤，醋淬三五次，放水研，飞

上药末共二两四钱，东流水煮，白面糊丸，桐子大。
每服一丸，剪刀环头研，食后薄荷汤化下。如治慢惊，即
去龙脑。

麝蟾丸

治惊风惊涎潮搐。

大干蟾秤二钱，烧灰另研　铁粉三钱　朱砂　青礞石末
雄黄末　蛇黄烧，取末。各二钱匕　龙脑一字　麝香一钱匕

上件研匀，水浸，蒸饼为丸，如桐子大，朱砂为衣。
薄荷水下半丸至一丸。无时。

软 金 丹

治惊热痰盛，壅嗽膈实。

天竺黄　轻粉各二两　青黛一钱　黑牵牛取头末　半夏
用生姜三钱同捣成曲，焙干，再为细末。各三分

上同研匀，熟蜜剂为膏。薄荷水化下，半皂子大至一皂子大，量儿度多少用之。食后。

桃 枝 丸

疏取积热及结胸，又名桃符丸。

巴豆霜　川大黄　黄柏末各一钱一字　轻粉　硇砂各五分

上为细末，面糊丸，粟米大。煎桃枝汤下，一晬 ❶ 儿五七丸，五七岁二三十丸，桃符汤下亦得。未晬儿三二丸，临卧。

蝉 花 散

治惊风夜啼，咬牙咳嗽，及疗咽喉壅痛。

蝉花和壳　白僵蚕直者，酒炒熟　甘草炙。各一分　延胡索半分

上为末，一岁一字，四五岁半钱，蝉壳汤下。食后。

---

❶ 晬：一百天或一周岁。

钩藤饮子

治吐利，脾胃气弱，虚风，慢惊。

钩藤三分　蝉壳　防风去芦头，切　人参去芦头，切　麻黄去节秤　白僵蚕炒黄　天麻　蝎尾去毒，炒。各半两　甘草炙　川芎各一分　麝香一分，别研入

上同为细末。每服二钱，水一盏，煎至六分，温服，量多少与之。寒多，加附子末半钱，无时。

抱 龙 丸

治伤风，瘟疫，身热昏睡，气粗，风热，痰实壅嗽，惊风潮搐，及蛊毒，中暑。沐浴后并可服，壮实小儿，宜时与服之。

天竺黄一两　雄黄水飞，一钱　辰砂　麝香各别研。半两　天南星四两，腊月酿牛胆中，阴干百日，如无，只将生者去皮脐，剉，炒干用

上为细末，煮甘草水和丸，皂子大。温水化下服之。百日小儿，每丸分作三四服；五岁一二丸；大人三五丸。亦治室女白带。伏暑，用盐少许，嚼一二丸，新水送下；腊月中，雪水煮甘草和药尤佳。一法用浆水或新水浸天南星三日，候透软，煮三五沸，取出，乘软切去皮，只取白软者，薄切，焙干，炒黄色，取末八两，以甘草二两半，拍破，用水二碗浸一宿，慢火煮至半碗，去滓，旋旋洒入

天南星末，慢研之，令甘草水尽，入余药。

豆 卷 散

治小儿慢惊，多用性太温及热药治之，有惊未退而别生热症者；有病愈而致热症者；有反为急惊者甚多。当问病者几日？因何得之？曾以何药疗之？可用解毒之药，无不效，宜此方。

大豆黄卷_{水浸黑豆生芽是也，晒干}　板蓝根　贯众　甘草_{炙。各一两}

上四物，同为细末。每服半钱至一钱，水煎，去滓服。甚者三钱，浆水内入油数点，煎。又治吐虫，服无时。

龙 脑 散

治急慢惊风。

大黄_蒸　甘草　半夏_{汤洗，薄切，用姜汁浸一宿，焙干，炒}　金星石　禹余粮　不灰木　青蛤粉　银星石　寒水石

上各等分，同为细末，研入龙脑一字，再研匀，新水调一字至五分，量儿大小与之。通解诸毒。本旧方也，仲阳添入甘松三两枝，藿香叶末一钱，金芽石一分，减大黄一半，治药毒吐血，神妙。

虚 风 方

治小儿吐泻，或误服冷药，脾虚生风，因成慢惊。

大天南星一个，重八九钱以上者良

上用地坑子一个，深三寸许，用炭火五斤，烧通赤，入好酒半盏在内，然后入天南星，却用炭火三两条，盖却坑子，候南星微裂，取出剉碎，再炒匀熟，不可稍生，候冷，为细末。每服五分或一字，量儿大小，浓煎生姜防风汤，食前调下，无时。

虚风又方

半夏一钱，汤洗七次，姜汁浸半日，晒干　梓州厚朴一两，细剉

上件米泔三升同浸一百刻，水尽为度。如百刻水未尽，加火熬干，去厚朴，只将半夏研为细末。每服半字、一字，薄荷汤调下。无时。

褊 银 丸

治风涎，膈实上热，及乳食不消，腹胀喘粗。

巴豆去皮油心膜，研细　水银各半两　黑铅二钱半，同水银结砂子　麝香五分，另研　好墨八钱，研

上将巴豆末并墨，再研匀，和入砂子、麝香，陈米粥和丸，如绿豆大，捏褊。一岁一丸，二三岁二三丸，五岁

以上五六丸，煎薄荷汤放冷送下，不得化破。更量虚实增减。并食后。

牛 黄 膏

治热及伤风疳热。

雄黄研　甘草末　川甜硝各一分　寒水石生，飞，研，一两　脑子一钱　绿豆粉半两

上研匀，炼蜜和成膏。薄荷水化下半皂子大，食后。

五福化毒丹

治疮疹余毒上攻口齿，躁烦，亦咽干，口舌生疮，及治蕴热积毒热，惊惕，狂躁。

生熟地黄焙，秤。各五两　玄参　天门冬去心　麦门冬去心，焙，秤。各三两　甘草炙　甜硝各二两　青黛一两半

上八味，为细末，后研入硝、黛，炼蜜丸，如鸡头大。每服半丸或一丸，食后水化下。

羌 活 膏

治脾胃虚，肝气热盛生风，或取转过，或吐泻后为慢惊。亦治伤寒。

羌活去芦头　川芎　人参去芦头　赤茯苓去皮　白附子炮。各半两　天麻一两　白僵蚕酒浸，炒黄　干蝎去毒，炒白花蛇酒浸，取肉，焙干。各一分　川附子炮，去皮脐　防风

去芦头，切，焙　麻黄去节，秤。各三钱　豆蔻肉　鸡舌香即母丁香　藿香叶　木香各二钱　轻粉一钱　珍珠　麝香　牛黄各一钱　龙脑半字　雄黄　辰砂各一分。以上七味各别研入

上同为细末，熟蜜和剂旋丸，大豆大。每服一二丸，食前薄荷汤或麦冬汤温化下。实热、急惊勿服，性温故也。服无时。

郁李仁丸

治褓褓小儿，大小便不通，惊热痰实，欲得溏动者。

郁李仁去皮　川大黄去粗皮，取实者，剉，酒浸半日，控干，炒，为末。各一两　滑石半两，研细

上先将郁李仁研成膏，和大黄、滑石，丸如黍米大。量大小与之，以乳汁或薄荷汤下，食前。

犀角丸

治风热痰实，面赤，大小便秘涩，三焦邪热，腑脏蕴毒，疏导极稳方。

生犀角末一分　人参去芦头，切　枳实去瓤，炙　槟榔各半两　黄连一两　大黄二两，酒浸，切片，以巴豆去皮一百个，贴在大黄上，纸裹，饭上蒸三次，切，炒令黄焦，去巴豆不用

上为细末，炼蜜和丸，如麻子大。每服一二十丸，临卧熟水下。未动，加丸。亦治大人，孕妇不损。

异 功 散

温中和气，治吐泻，不思乳食。凡小儿虚冷病，先与数服，以助其气。

人参切去顶　茯苓去皮　白术　陈皮剉　甘草各等分。炒

上为细末，每服二钱，水一盏，生姜五片，枣两个，同煎至七分，食前温服，量多少与之。

藿 香 散

治脾胃虚有热，面赤，呕吐涎嗽，及转过度者。

麦门冬去心，焙　半夏曲　甘草炙。各半两　藿香叶一两

上为末。每服五分至一钱，水一盏半，煎七分，食前温服。

如 圣 丸

治冷热疳泻。

胡黄连　白芜荑去扇，炒　川黄连各二两　使君子一两，去壳秤　麝香别研，五分　干虾蟆五枚，剉，酒熬膏

上为末，用膏丸，如麻子大。每服人参汤下，二三岁者五七丸，以上者十丸至十五丸。无时。

白附子香连丸

治肠胃气虚，暴伤乳哺，冷热相杂，泻痢赤白，里急后重，腹痛挡❶撮，昼夜频并，乳食减少。

黄连　木香各一分　白附子大，二个

上为末，粟米饭丸，绿豆大或黍米大。每服十丸至二三十丸，食前清米饮下，日夜各四五服。

豆蔻香连丸

治泄泻，不拘寒热赤白，阴阳不调，腹痛，肠鸣切痛，可用如圣。

黄连炒，三分　肉豆蔻　南木香各一分

上为细末，粟米饭丸，米粒大。每服米饮汤下，十丸至二三十丸，日夜各四五服。食前。

小香连丸

治冷热腹痛，水谷利，滑肠方。

木香　诃子肉各一分　黄连半两，炒

上为细末，饭和丸，绿豆大。米饮下十丸至三五十丸，频服之。食前。

---

❶ 挡（chōu 抽）：弹拨；束紧。

二 圣 丸

治小儿脏腑或好或泻，久不愈，羸瘦成疳。

川黄连_{去须}　黄柏_{去粗皮。各一两}

上为细末，将药末入猪胆内，汤煮熟，丸如绿豆大。每服二三十丸，米饮下。量儿大小加减，频服，无时。

没石子丸

治泄泻白浊，及疳痢，滑肠，腹痛者方。

木香　黄连_{各一分}　没石子_{一个}　豆蔻仁_{两个}　诃子肉_{三个}

上为细末，饭和丸麻子大，米饮下。量儿大小加减，食前。

当 归 散

治变蒸，有寒无热。

当归_{二钱}　木香　官桂　甘草_炙　人参_{各一钱}

上咬咀。每服二钱，水七分盏，姜三片，枣一枚去核，同煎服。

温 白 丸

治小儿脾气虚困，泄泻瘦弱，冷疳洞利，及因吐泻，或久病后成慢惊，身冷瘛疭。

天麻生，半两　白僵蚕炮　白附子生　干蝎去毒　天南星剉，汤浸七次，焙。各一分

上同为末，汤浸寒食面和丸，如绿豆大；丸了，仍与寒食面内养七日取出。每服五七丸至三二十丸，空心煎生姜米饮，渐加丸数，多与服。

豆蔻散

治吐泻烦渴，腹胀，小便少。

豆蔻　丁香各半分　舶上硫黄一分　桂府白滑石三分

上为细末。每服一字至半钱，米饮下，无时。

温中丸

治小儿胃寒泻白，腹痛肠鸣，吐酸水，不思食，及霍乱吐泻。

人参切去顶，焙　甘草剉，焙　白术各一两。为末

上姜汁面和丸，绿豆大。米饮下一二十丸。无时。

胡黄连麝香丸

治疳气羸瘦，白虫作方。

胡黄连　白芜荑去扇。各一两　木香　黄连各半两　辰砂另研，一分　麝香剉，研，一钱

上为细末，面糊丸，绿豆大。米饮下五七丸至十丸。三五岁以上者可十五丸、二十丸。无时。

大胡黄连丸

治一切惊疳，腹胀虫动，好吃泥土生米，不思饮食，多睡，嗞喍❶，脏腑或秘或泻，肌肤黄瘦，毛焦发黄，饮水，五心烦热。能杀虫，消进饮食，治疮癣。常服不泻痢方。

胡黄连　黄连　苦楝子各一两　白芜荑去扇，半两，秋初三分　芦荟另研　干蟾头烧存性，另研。各一分　麝香一钱，另研　青黛一两半，另研

上先将前四味为细末，猪胆汁和为剂，每一胡桃大，入巴豆仁一枚，置其中，用油单一重裹之，蒸熟，去巴豆；用米一升许，蒸米熟为度，入后四味为丸。如难丸，少入面糊丸，麻子大。每服十丸、十五丸，清米饮下，食后、临卧。日进三两服。

榆仁丸

治疳热瘦瘁，有虫，久服充肥。

榆仁去皮　黄连去头。各一两

上为细末，用猪胆七个破开取汁，与二药同和，入碗内，甑上蒸九日，每日一次，候日数足，研麝香五分，汤浸一宿，蒸饼同和成剂，丸如绿豆大。每服五七丸至

---

❶ 嗞喍（zīái 资挨）：证名。指小儿躁动龀牙咧嘴的样子。嗞，同"吱"。

一二十丸。米饮下。无时。

大芦荟丸

治疳杀虫，和胃止泻。

芦荟_研　木香　青橘皮　胡黄连　黄连　白芜荑_{去扇，}

_秤　雷丸　鹤虱_{微炒。各半两}　麝香_{二钱，另研}

上为细末，粟米饮丸，绿豆大。米饮下二十丸，

无时。

龙　骨　散

治疳，口疮，走马疳。

砒霜　蟾酥_{各一字}　粉霜_{五分}　龙骨_{一钱}　定粉_{一钱五}

_分　龙脑_{半字}

上先研砒粉极细，次入龙骨再研，次入定粉等同研。

每用少许敷之。

橘　连　丸

治疳瘦，久服消食和气，长肌肉。

陈橘皮_{一两}　黄连_{一两五钱，去须，米泔浸一日}

上为细末，研入麝香五分，用猪胆七个，分药入在胆

内，浆水煮，候临熟，以针微扎破，以熟为度，取出，以

粟米粥和丸，绿豆大。每服十丸至二三十丸，米饮下。量

儿大小与之。无时。

龙 粉 丸

治疳渴，口疮。

草龙胆　定粉　乌梅肉焙，秤　黄连各二分

上为细末，炼蜜丸，如麻子大。米饮下一二十丸。无时。

香 银 丸

治吐。

丁香　干葛各一两　半夏汤浸七次，切，焙　水银各半两

上三味，同为细末，将水银与药同研匀，生姜汁丸，如麻子大。每服一二丸至五七丸，煎金银汤下。无时。

金 华 散

治干湿疮癣。

黄丹煅，一两　轻粉一钱　黄柏　黄连各半两　麝香少许

上为末。先洗，次干掺之。如干癣疮，用腊月猪脂和敷；如无，用麻油亦可，加黄芩、大黄。

安 虫 丸

治上、中二焦虚，或胃寒虫动及痛。又名苦楝丸方。

干漆三分，杵碎，炒烟尽　雄黄　巴豆霜各一钱

上为细末，面糊丸，黍米大。量儿大小与服。取东行石榴根煎汤下。痛者煎苦楝根汤下，或芜荑汤下五七丸至三二十丸，发时服。

芜 荑 散

治胃寒虫痛。

白芜荑去扇，秤　干漆炒。各等分

上为细末。每服一字，五分或一钱，米饮调下，发时服。

上方杜壬《养生必用方》同。杜亦治胃寒虫上。

胆 矾 丸

治疳，消癖进食，止泻和胃，遣虫。

胆矾真者，一钱，为粗末　绿矾真者，二两　大枣十四个，去核　好醋一升

以上四物同煎，熬令枣烂，和后药：

使君子二两，去壳　枳实去穰，炒，三两　黄连　诃黎勒去核。各一两。并为粗末　巴豆二七枚，去皮破之

以上五物，同炒令黑，约三分干，入后药：

夜明砂一两　虾蟆灰存性，一两　苦楝根皮末，半两

以上三物再同炒，候干，同前四物杵罗为末，却同前膏和入臼中，杵千下。如未成，更旋入熟枣肉，亦不可

多，恐服之难化。太稠，即入温水，可丸即丸，如绿豆大。每服二三十丸，米饮温水下，不拘时。

真 珠 丸

取小儿虚中，一切积聚，惊涎，宿食，乳癖。治大小便涩滞，疗腹胀，行滞气。

木香　白丁香真者　丁香末。各半钱　巴豆仁十四个，水浸一宿，研极腻　轻粉各五分。留少许为衣　白滑石末，二钱

上为末，研匀，湿纸裹烧，粟米饭丸，麻子大。一岁一丸，八九岁以上至十五岁服八丸，炮皂子煎汤，放冷下。挟风热难动者，先服凉药一服；乳癖者，减丸数，隔日临卧一服。

消 坚 丸

消乳癖及下交奶，又治痰热膈实，取积。

硇砂末　巴豆霜　轻粉各一钱　水银砂子两皂子大　细墨少许　黄明胶末，五钱

上同研匀，入面糊丸，如麻子大。倒流水下，一岁一丸。食后。

百 部 丸

治肺寒壅嗽，微有痰。

百部三两，炒　麻黄去节　杏仁四十个，去皮尖，微炒，

煮三五沸

上为末，炼蜜丸，如芡实大。热水化下二三丸，无时，日三四服。仲阳加松子仁肉五十粒，糖丸之。含化大妙。

紫 草 散

发斑疹。

钩藤钩子　紫草茸各等分

上为细末，每服一字，或五分、一钱，温酒调下。无时。

秦 艽 散

治潮热，减食，蒸瘦方。

秦艽去芦头，切，焙　甘草炙。各一两　干薄荷半两，勿焙

上为粗末。每服一二钱，水一中盏，煎至八分，食后温服。

地骨皮散

治虚热潮作，亦治伤寒壮热及余热方。

地骨皮自采佳　知母　银州柴胡去芦　甘草炙　半夏汤洗十次，切，焙　人参切去顶，焙　赤茯苓各等分

上为细末。每服二钱，姜五片，水一盏，煎至八分，

食后温服。量大小加减。

人参生犀散

解小儿时气，寒壅咳嗽，痰逆喘满，心忪惊悸，脏腑或秘或泄。调胃进食。又主一切风热，服寻常凉药即泻而减食者。

人参切去芦，三钱　前胡去芦，七钱　甘草炙黄，二钱　桔梗　杏仁去皮尖，略爆干，为末，秤。各五钱

上将前四味为末，后入杏仁，再粗罗罗过。每服二钱，水一盏，煎至八分，去滓温服。食后。

三 黄 丸

治诸热。

黄芩半两，去心　大黄去皮，湿纸裹，煨　黄连去须。各一钱

上同为细末，面糊丸，绿豆大或麻子大。每服五七丸至十五丸、二十丸，食后米饮送下。

治囟开不合鼻塞不通方

天南星大者，微炮，去皮，为细末，淡醋调，涂绯帛上，贴囟上。火炙手，频熨之。

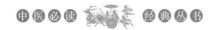

黄 芪 散

治虚热盗汗。

牡蛎煅　黄芪　生地黄各等分

上为末。煎服，无时。

虎 杖 散

治实热盗汗。

上用虎杖，剉，水煎服。量多少与之。无时。

捻 头 散

治小便不通方。

延胡索　川苦楝各等分

上同为细末。每服五分或一钱，捻头汤调下。量多少与之。如无捻头汤，即汤中滴油数点。食前。

羊 肝 散

治疮疹入眼成翳。

上用蝉蜕末，水煎，羊子肝汤调服二三钱。凡痘疮才欲着痂，即用酥或面油不住润之，可揭即揭去。若不润及迟揭，疮硬即隐成瘢痕。

蝉 蜕 散

治斑疮入眼，半年以内者，一月取效。

蝉蜕_{去土，取末，一两} 猪悬蹄甲_{二两，罐子内盐泥固济，烧存性}

蝉蜕去土，取末，一两　猪悬蹄甲二两，罐子内盐泥固济，烧存性

上二味研，入羚羊角细末一分，拌匀。每服一字，百日外儿五分，三岁以上一二钱。温水或新水调下，日三四，夜一二。食后服。一年以外难治。

乌 药 散

治乳母冷热不和及心腹时痛，或水泻，或乳不好。

天台乌药　香附子破，用白者　高良姜　赤芍药

上各等分，为末。每服一钱，水一盏，同煎六分，温服。如心腹疼痛，入酒煎。水泻，米饮调下。无时。

二 气 散

治冷热惊吐反胃，一切吐利，诸治不效者。

硫黄半两，研　水银二钱半，研不见星

上每服一字至五分，生姜水调下。或同炒，结砂为丸。

葶 苈 丸

治乳食冲肺，咳嗽，面赤，痰喘。

甜葶苈隔纸炒　黑牵牛炒　汉防己　杏仁炒，去皮尖。各一钱

上为末，入杏仁泥，取蒸陈枣肉和捣为丸，如麻子

大。每服五丸至七丸，生姜汤送下。

麻 黄 汤

治伤风发热，无汗，咳嗽喘急。

麻黄去节，三钱，水煮去沫，漉出晒干　肉桂二钱　甘草
炙，一钱　杏仁七个，去皮尖，麸炒黄，研膏

每服一钱，水煎服。以汗出为度。自汗者不宜服。

生犀磨汁

治疮疹不快，吐血、衄血。

生犀磨汁

上一物不拘多少，于涩器物中，用新水磨浓汁，微
温，饮一茶脚许，乳食后，更量大小加减之。

大 黄 丸

治诸热。

大黄　黄芩各一两

上为末，炼蜜丸，如绿豆大。每服五丸至十丸，温蜜
水下。量儿加减。

使君子丸

治脏腑虚滑，及疳瘦下利，腹胁胀满，不思乳食。常
服安虫补胃，消疳肥肌。

厚朴_{去粗皮，姜汁涂，焙}❶　甘草_炙　诃子肉_{半生半煨}
青黛_{各半两。如是兼惊及带热泻入此味，如只变疳不调，不用}
_{此味}　陈皮_{去白，一分}　使君子_{去壳，一两，面裹煨熟，去面}
_{不用}

上为末，炼蜜丸，如小鸡头大。每服一丸，米饮化
下。百日以上、一岁以下，服半丸，乳汁化下。

青 金 丹

疏风利痰。

芦荟　牙硝　青黛_{各一钱}　使君子_{三枚}　硼砂　轻粉
_{各五分}　蝎梢_{十四个}

上末，磨香墨拌，丸麻子大。每三丸，薄荷汤下。

烧 青 丸

治乳癖。

轻粉　粉霜　硇砂_{各一钱}　白面_{二钱}　玄精石_{一分}　白
丁香_{一字}　定粉_{一钱}　龙脑_{半字}

上同一处，研令极细，滴水和为一饼，以文武火烧
熟，勿焦，再为末，研如粉面，滴水和丸如黄米大。每服
七丸，浆水化下。三岁以下服五丸。量儿大小加减服之。
此古方也。

---

❶ 焙：原作"汁"，据周本改。

败 毒 散

治伤风，瘟疫，风湿，头目昏暗，四肢作痛，憎寒壮热，项强睛疼；或恶寒咳嗽，鼻塞声重。

柴胡洗，去芦　前胡　川芎　枳壳　羌活　独活　茯苓　桔梗炒　人参各一两　甘草半两

上为末，每服二钱，入生姜薄荷煎，加地骨皮、天麻。或哎咀，加蝉蜕、防风。治惊热，可加芍药、干葛、黄芩；无汗，加麻黄。

余家幼稚多疾，率用钱氏方诀，取效如神。因复研究诸法，有得于心，如惊、疳等。钱钟阳之未悉者，今见于下，并以仲阳传附卷末。

治　法

治小儿急慢惊

小儿急慢惊，古书无之，惟曰阴阳痫。所谓急慢惊者，后世名之耳。正如赤白痢之类是也。阳动而速，故阳病曰急惊；阴静而缓，故阴病曰慢惊。此阴阳虚实寒热之别，治之不可误也。急惊由有热，热即生风，又或因惊而发，则目上目札，涎潮搐搦，身体与口中气皆热，及其发定或睡起，即了了如故，此急惊证也。当其搐势渐减时，与镇心治热药一二服，《直诀》中麝香丸、镇心丸、抱龙丸、辰砂丸及至宝丹、紫雪丹之类。候惊势已定，须臾以药下其痰热。《直诀》中利惊丸、软金丹、桃枝丸之类，或用大黄、朴硝等药。利下痰热，心神安宁即愈。慢 惊得于大病之余，吐泻之后，或误取转，致脾胃虚损，风邪乘之，凡小儿吐泻不止，必成慢惊，宜速治。似搐而不甚搐，此名瘈疭。似睡而精神慢，四肢与口中气皆冷，睡露睛，或胃痛而啼哭如鸦声。此证已危，盖脾胃虚损故也。

治小儿吐泻

凡小儿吐泻，当温补之。余每用理中丸以温其中，以五苓散导其逆，五苓散，最治小儿吐。连与数服，兼用异功散等，温药调理之，往往便愈。若已虚损，当速生其胃气，宜与附子理中丸，研金液丹末，煎生姜米饮调灌之。惟多服乃效。服至二三两无害。候胃气已生，手足渐暖，阴退阳回，然犹瘈疭，即减金液丹一二分，增青州白丸子一二分，同研如上服。以意详之。渐减金液丹，加白丸子，兼用异功散、羌活膏、温白丸、钩藤饮之类，调理至安。依此治之，仍频与粥，虽至危者，往往死中得生，十救八九。

金液丹治小儿吐泻虚极

金液丹治小儿吐泻虚极最妙。沈存中《良方》论金液丹云：新见小儿吐利剧，气已绝，服之复活者数人，真不妄也。须多服方验。

惊风或泄泻等

惊风或泄泻等诸病，烦渴者，皆津液内耗也。不问阴阳，宜煎钱氏白术散，使满意，取足饮之，弥多弥好。

治小儿急惊方搐

凡小儿急惊方搐，不用惊扰，此不足畏。慢惊虽静，乃危病也。急惊方搐，但扶持不可擒捉。盖风气方盛，恐流入筋脉，或致手足拘挛。

治急慢惊

治急慢惊，世人多用一药。有性温性凉，不可泛用，宜审别之。又治慢惊药，宜去龙脑，纵须合用，必以温药为佐，或少用之。

治小儿实热疏转

凡小儿实热，疏转后如无虚证，不可妄温补，热必随生。

治小儿惊风痰热

治小儿惊风，痰热坚癖，能不用水银、轻粉甚便，如不得已用之，仅去疾即止。盖肠胃伤，亦损口齿。

治小儿疮疹伤食相似

治小儿壮热昏睡，伤风风热，疮疹伤食，皆相似。未能辨认，间服升麻葛根汤、惺惺散、小柴胡汤甚验。盖此数药通治之，不致误也。惟伤食则大便酸臭，不消化，畏食或吐，宜以药下之。

治小儿疮疹

小儿耳冷尻冷，手足乍冷乍热，面赤，时嗽嚏，惊悸，此疮疹欲发也。未能辨认，间服升麻葛根汤、消毒散。已发、未发皆宜服，仍用胡荽酒、黄柏膏。暑月烦躁，食后与白虎汤、玉露散。热盛与紫雪。咽痛或生疮，与甘桔汤、甘露饮子。余依钱氏说。大人同。

治小儿脾胃虚弱

小儿多因爱惜过当，往往三两岁末与饮食，致脾胃虚弱，平生多病。自半年以后，宜煎陈米稀粥，取粥面时时与之。十月以后，渐与稠粥烂饭，以助中气，自然易养少病。惟忌生冷、油腻、甜物等。

小儿治法

小儿治法，大概与大人同，惟剂料小耳。如升麻葛根汤、惺惺散等，虽人皆知之，仓促亦难检，今并载于下。钱氏已有方者，今不复录。

药 方

升麻葛根汤 治伤寒、温疫、风热壮热，头痛肢体痛，疮疹已发未发，并宜服之。

干葛细剉 升麻 芍药 甘草剉，炙。各等分

上同为粗末，每服四钱，水一盏半，煎至一盏，量大

小与之，温服，无时。

惺惺散　治伤寒时气，风热痰涌咳嗽，及气不和。

桔梗　细辛_{去叶}　人参_{切去顶，焙}　甘草_{剉，炒}　白术　白茯苓_{去皮}　瓜蒌根_{各一两}

上同为细末，每服二钱，水一盏，入薄荷五叶，煎至七分，温服，不拘时。如要和气，入生姜五片同煎。一法用防风一分，用川芎一分。

消毒散　治疮疹未出，或已出未能匀遍。又治一切疮。凉膈去痰，治咽痛。

牛劳子_{二两，炒}　甘草_{半两，剉，炒}　荆芥穗_{一分}

上同为粗末，每服三钱，水一盏半，煎至一盏，温服，不拘时。

黄柏膏　治疮疹已出，用此涂面，次用胡荽酒。

黄柏_{去粗皮，一两}　甘草_{四两}　新绿豆_{一两半}

上同为细末，生油调，从耳前至眼轮，并厚涂之，日三二次。如早用，疮不上面，纵有亦少。

胡荽酒

胡荽_{细切四两，以好酒二盏，煎一两，沸入胡荽再煎，少时用物合定，放冷}

上每吸一二口，微喷，从顶至足匀遍，勿喷头面。病人左右常令有胡荽，即能辟去汗气，疮疹出快。

疮疹忌外人及秽触之物，虽不可受风冷，然亦不可

拥遏。常令衣服得中，并虚凉处坐卧。

治疮疹出不快及倒魇，**四圣散**。

紫草茸　木通剉　甘草剉，炒　枳壳麸炒，去瓤秤　黄
芪切焙，等分。

上同为粗末，每服一钱，水一中盏，煎八分，温服，
无时。

又方　**蓝根散**

板蓝根一两　甘草三分，剉，炒

上同细末，每服半钱或一钱。取雄鸡冠血三二点，同
温酒少许，食后同调下。二方无证勿服。

治疮疹倒魇黑陷。

人牙烧存性，研入麝香少许

上每服三钱，温酒少许调下，无时

又方

小猪儿尾尖取血三五点，研入生龙脑少许

上新水调下，食后。

治伏热在心，昏瞀不省，或误服热药，搐热冒昧不知
人，及疮疹倒魇黑陷。

生梅花脑子研，半字或一字

上取新杀猪心一个，取心中血同研作大丸，用新汲水
少许化下。未省再服。如疮疹陷伏者，温酒化下。

甘露饮子　治心胃热，咽痛，口舌生疮，并疮疹已发未发并可服。又治热气上攻，牙龈肿，牙齿动摇。

生干地黄焙，秤　熟干地黄焙，秤　天门冬　麦门冬各去心。焙，秤　枇杷叶去毛　黄芩去心　石斛去苗　枳壳麸炒，去瓤　甘草剉，炒　山茵陈叶

上各等分，为粗末，每服二钱，水一盏，煎八分，食后温服。牙齿动摇，牙龈肿热，含嗽漱，并服。

白虎汤　解暑毒烦躁，身热痰盛，头痛，口燥大渴。

知母一两半，焙干，秤　甘草半两，剉，炒　石膏四两白粳米八钱

上同为粗末，每服三钱，水一盏，煎至八分，食后，温冷随意服。气虚人，加人参少许同煎。

疮疹太盛，宜服此**调肝散**。令不入眼。

生犀剉，取末，一分　草龙胆半钱　黄芪半两，切　大黄去皮，二钱　石膏半两　桑白皮自采，焙干　钩藤钩子，麻黄去节，各一分　栝蒌去皮　甘草炙。各等分

上为粗末，每服二钱，水一盏，煎半盏，食后，时时温服少许。

治疮疹入眼

马屁勃半两　皂角子十四个　蛇皮半两

上入小罐子内，盐泥固济，烧存性，研细，温酒调下一二钱，食后服

治疮疹入眼成翳

栝蒌根_{半两}　蛇皮_{二钱}

上同为细末，用羊子肝一个，劈开入药末二钱，麻缠定，米泔煮熟，频与食之。未能食，肝令乳母多食。

又方

蝉壳_末

上用水煎，羊子肝汤，调服二三钱。

凡豆疮才欲着痂，即用酥，或面油，不住润之，可揭即揭去。若不润及迟揭，疮痂硬，即隐成瘢痕。

治口疮

大天南星_{去皮，只取中心如龙眼大，为细末}

上用醋调，涂脚心。

治脓耳

白矾_{火飞，一钱}　麝香_{一字}　坯子胭脂_{染胭脂也，一钱}

上同研匀，每用少许。先用绵裹杖子，报净掺之。

治蓄热在中，身热狂躁，昏迷不食

豆豉_{半两}　大栀子仁_{七个，槌破}

上共用水三盏，煎至二盏，看多少服之，无时。或吐，或不吐，立效。

治虫咬心痛欲绝

五灵脂_{末，二钱匕}　白矾_{火飞，半钱匕}

上同研，每服一二钱，水一盏，煎五分温服，无时。当吐出虫。

治脾胃虚寒，吐泻等病，及治冷痰。

齐州半夏汤浸七次，切焙，一两　陈粟米三分，陈粳米
亦得

上㕮咀，每服三钱，水一大盏半，生姜十片，同煎至
八分，食前，温热服。

治外肾肿硬成疝

干蚯蚓为细末

上用唾调涂，常避风冷湿地。

钩藤膏　小儿腹中极痛，干啼后偃，名盘肠内吊。

没药研　好乳香水中坐乳钵，研细，秤　木香　姜黄各
四钱　木鳖子仁十二个

上先将下三味同为细末，次研入上二味，炼蜜和成
剂收之。每一岁儿，可服半皂子大。余以意加减，煎钩藤
汤化下，无时。次用魏香散。

魏香散

蓬莪茂半两　真阿魏一钱

上先用温水化阿魏，浸蓬莪茂一昼夜，焙干为细末，
每服一字或半钱，煎紫苏米饮，空心调下。

地黄散　治心肝壅热，目赤肿痛生赤脉，或白膜遍
睛，四边散漫者，犹易治。若暴遮黑睛，多致失明，宜速
用此方。亦治疮疹入眼。

生干地黄切，焙，秤　熟干地黄切，焙，秤　当归去芦

头，切，焙，秤。各一分　黄连去须，一钱　木通一钱半　玄参半钱　甘草一钱半，剉，炒　防风去芦头，焙　羌活　生犀末　蝉壳去土　木贼　谷精草　白蒺藜去尖　沙苑蒺藜各一钱　大黄去皮，取实者，剉，略炒，一钱

上为细末，每服一字或半钱，量大小加减。煎羊肝汤，食后调下，日三夜一。忌口将息。亦治大人。

治热痢下血

黄柏去皮，半两　赤芍药四钱

上同为细末，饭和丸麻子大，每服一二十丸下，大者加丸数

治心气不足，五六岁不能言，**菖蒲丸**。

石菖蒲二钱　丹参二钱　人参切，去顶，焙，半两　赤石脂三钱　天门冬去心，焙，秤　麦门冬去心，焙，秤。各一两

上同为细末，炼蜜丸绿豆大或麻子大，温水下五七丸至一二十丸，不计时，日三四服。久服取效。又有病后肾虚不语者，宜兼服钱氏地黄丸。

鸡头丸　治诸病后不语。

雄鸡头一个，炙　鸣蝉三个，炙　大黄一两，取实处湿纸裹，煨熟　甘草一两，剉，炒　木通半两　当归去芦头，切，焙，三分　黄芪切，焙　川芎　远志去心　麦门冬去心，焙。各三分　人参切去顶，焙，半两

上同为细末，炼蜜丸小豆大。平旦，米饮下五丸，空

心，日三四，儿大者加之。久服取效。鸡、蝉二物，宜求死者用之，不可旋杀。孙真人所谓"杀生求生，去生更远"，不可不知也。

治肾虚或病后筋骨弱，五六岁不能行，宜补益肝肾，**羚羊角丸**。

羚羊角尖细而节密者是，剉，取末　生干地黄焙，秤　虎胫骨敲破，涂酥炙黄　酸枣仁去皮，秤，炒　白茯苓各半两　桂去皮，取有味处，不见火　防风去芦头，切，焙　当归同上　黄芪切，焙。各一分

上同为细末，炼蜜和成剂，每服一皂子大，儿大者加之，食前，温水化下，日三四服，取效。

治惊风，中风，口眼㖞斜，语不正，手足偏废不举，**全蝎散**。

全蝎去毒，炒　僵蚕直者，炒　甘草　赤芍药　桂枝不见火　麻黄去节　川芎　黄芩去心。各三钱　天麻六钱　大天南星汤浸七次，去皮脐，切，焙，三钱

上为粗末，每服三钱，水一盏半，姜七片，煎七分，温服，无时，量大小与之。日三四服。忌羊肉。

和中散　和胃气，止吐泻，定烦渴。治腹痛，思食。

人参切，去顶，焙　白茯苓　白术　甘草剉，炒　干葛剉　黄芪切，焙　白扁豆炒　藿香叶各等分

上为细末，每服三钱，水一盏，干枣二个去核，姜五

片，煎八分，食前温服。

紫苏子散 治咳逆上气，因乳哺无度，内夹风冷，伤于肺气；或啼气未定，与乳饮之，乳与气相逆，气不得下。

紫苏子 诃子_{去核，秤} 萝卜子 杏仁_{去皮、尖，麸炒}
木香 人参_{切，去须。各三两} 青橘皮 甘草_{剉，炒。各一两半}

上为细末，每服一钱，水一小盏，入生姜三片，煎至五分，去滓，不计时候，温服，量大小加减。

赤石脂散 治痢后䑋❶气下，推出肛门不入。

真赤石脂_{拣去土} 伏龙肝_{各等分}

上为细末，每用半钱，傅肠头上，频用。

柏墨散 治断脐后为水湿所伤，或綳❷袍湿气伤于脐中，或解脱风冷所乘，故令小儿四肢不和，脐肿多啼，不能乳哺，宜速疗之。

黄柏_炒 釜下墨 乱发_{烧。各等分}

上为细末，每用少许敷之。

至宝丹 治诸痫，急惊心热，卒中客忤，不得眠睡，烦躁，风涎搐搦，及伤寒狂语，伏热呕吐，并宜服之。

生乌犀屑 生玳瑁屑 琥珀_研 朱砂_{细研，水飞} 雄黄_{以上各一两，细研，水飞} 金箔_{五十片，一半为衣} 银箔

---

❶ 䑋（yǎn 眼）：身体向前弯曲。
❷ 綳（běng 崩）：同"绷"。束也。

五十片，研　**龙脑**一分，研　**麝香**一分　牛黄半两，研　**安息香**一两半，为末，以无灰酒飞过，滤净，去砂石，约取一两，慢火熬成膏

上生犀、玳瑁，捣罗为细末，研入余药令匀，将安息香膏以重汤煮，凝成，和搜为剂。如干，即入少熟蜜，盛不津器中，旋丸如桐子大。二岁儿服二丸，人参汤化下，大小以意加减。又治大人卒中不语，中恶气绝，中诸物毒，中热暗风，产后血运，死胎不下。并用童子小便一合，生姜自然汁三五滴，同温过，化下五丸，立效。

紫雪　治惊痫百病，烦热涎厥，及伤寒，胃热发斑，一切热毒，喉痹肿痛。又治疮疹，毒气上攻咽喉，水浆不下。

黄金十两　寒水石　磁石　滑石　石膏各四两八钱，并捣碎

以上用水五升，煮至四升，去滓，入下项药：

玄参一两六钱，捣碎　木香捣碎　羚羊角屑　犀角屑沉香各半两，捣碎　升麻一两六钱，捣碎　丁香一钱，捣碎甘草八钱，炙，剉

以上八味，入前药汁中，再煮取一升五合，去滓，入下项药：

消石三两一钱，芒硝亦得　朴硝一斤，精者

以上二味，入前汁中，微火上煎，柳木篦搅不住手，候有七合，投在木盆中半日，欲凝，入下项药：

朱砂三钱，飞研　麝香当门子一钱一字，研

以上二味，入前药中搅匀，寒之两日。

上件成紫色霜雪，每服一字至半钱，冷水调下，大小以意加减。咽喉危急病，捻少许于咽立效。又治大人脚气，毒遍内外，烦热不解，口中生疮，狂易叫走，瘴疫毒厉，猝死。温疟，五尸，五疰，大能解诸药毒。每服一钱至二钱，冷水调下，并食后服。

理中丸　治吐利不渴，米谷不化，手足厥冷。

人参去芦，剉　白术剉　干姜炮　甘草炙，剉。各一两

上为末，炼蜜和丸鸡黄大，每服一丸，水一大盏化开，煎及七分，连滓放温服。小儿分为三服，大小以意加减，食前。

五苓散　治霍乱吐泻，躁渴饮水，小便不利。

泽泻二两半，剉　木猪苓去皮，剉，一两半　官桂去皮，一两　白茯苓一两半，剉　白术一两半，剉

上为细末，每服一钱，温汤调下，渴躁，新水调服。大小以意加减，不以时候。

附子理中丸　治脾胃寒弱，风冷相乘，心痛，霍乱吐利转筋。

人参去芦　白术剉　干姜炮　甘草炙，剉　黑附子炮，去皮、脐。各一两

上为细末，炼蜜和一两，作十丸，每服一丸，水一

中盏化开，煎及七分，稍热服，食前。小儿分作三二服，大小以意加减。

金液丹　治吐利日久，脾胃虚损，手足厥逆，精神昏塞，多睡露睛，口鼻气凉，欲成慢惊风者。又治大人阳虚阴盛，身冷脉微，自汗吐利，小便不禁。

舶上硫黄十两，先飞炼去砂石，秤，研为细末，用砂合子盛，令八分满，水和赤石脂封缝，盐泥固济，晒干。露地先埋一水罐子，盛水满，坐合子在上，又以泥固济讫，常以三斤火，养三日三夜足，加顶火一斤煅成，候冷取药

上以柳木槌，乳钵内研为细末，每服二钱，生姜米饮调下。大小以意加减，多服取效。大人药末一两，蒸饼一两，水浸，去水，和丸，桐子大，晒干，每服五十丸至百丸，米饮下。并空心，连并服。

又方　范文正宅

硫黄不以多少，淡黄通明者为上。飞炼去砂石，研为细末，用有盖砂罐子一个，取水中田字草或益母草，捣淤土成泥，更入纸筋同捣，固济，罐子贵不破。晒干，盛硫黄末在内，可不满二指，于露地，深画十字放罐子在中心，使底下通透，四面用炭约四、五斤，匀火篏，不盖罐子顶，时时揭觑，候化为汁，速去四面火，用湿土埋一宿，次日，取出于北荫下，不见日气处，撅坑子约一二尺，将罐子去盖，倒埋一宿，次日取出，和罐入汤内，煮五十沸，漉出取药

上以柳木槌乳钵内研如粉面相似。小儿因吐泻之后，变成慢惊风者，每服一二钱，生姜米饮调下，并服取效。大人阴证伤寒，脉微欲绝，以水浸，无盐蒸饼，和丸，桐子大，晒干。每服五十丸或百丸，米饮下并空心服。

青州白丸子 治小儿惊风，大人诸风。

半夏七两，生 天南星三两，生 白附子二两，生 川乌头半两，生，去皮脐

上捣罗为细末，以生绢袋盛，用井花水摆。未出者，更以手揉令出，如有滓更研，再入绢袋摆尽为度。放瓷盆中，日晒夜露至晓，弃水，别用井花水搅，又晒，至来日早，再换新水搅。如此春五日，夏三日，秋七日，冬十日。一法四时只浸一宿。去水晒干后如玉片，研细，以糯米粉煎粥清，丸绿豆大。每服三五丸，薄荷汤下；大人每服二十丸，生姜汤下。瘫痪、风瘟，酒下。并不以时候服。

小柴胡汤 治伤寒温热病，身热恶风，头痛项强，四肢烦疼，往往寒热，呕哕痰实，中暑疟病，并宜服。

柴胡去芦，八钱 半夏汤洗，切，焙，二钱半 黄芩去心 人参去芦 甘草炙，剉，各三钱

上为粗末，每三钱，水一盏半，生姜五片，枣一枚擘破，同煎及八分，滤去滓，放温，分作三二服。大小以意加减，并不以时候，日三夜二。

小儿斑疹备急方论 附二董氏小儿斑疹方

〔宋〕东平 董汲之 著

序

世之人有得一奇方，可以十全愈疾者，恐恐然，惟虑藏之不密，人或知之，而使其药之不神也，其亦陋矣。夫药之能愈病，如得人人而告之，使无夭横，各尽其天年以终，此亦仁术也。吾友董及之，少举进士不第，急于养亲，一日尽弃其学，而从事于医。然医亦非鄙术矣！古之人未尝不能之，如张仲景、陶隐居、葛洪、孙思邈皆名于后世。但昧者为之，至于异贵贱、别贫富，自鄙其学，君子不贵也。及之则不然，凡人之疾苦，如己有之。其往来病者之家，虽祁寒大暑，未尝少惮。至于贫者，或昏夜自惠薪粲❶，以周其乏者多矣。他日携《小儿斑疹方》一帙见过，求序于余，因为引其略。亦使见及之之所存，知世之有奇方，可以疗疾者，不足贵也。如此。

东平十柳居士孙准平甫序

---

❶ 薪粲（càn 灿）：鬼薪与白粲的并称，均为秦汉时刑罚名。

自 序

夫上古之世，事质民淳，禀气全粹，邪不能干。纵有疾病，祝由而已。虽大人方论尚或未备，下逮中古，始有巫方氏者，著小儿《颅囟经》，以卜寿夭，别死生，历世相授，于是小儿方论兴焉。然在襁褓之时，脏腑嫩弱，脉促未辨，痒不知处，痛亦难言，只能啼叫。至于变蒸、惊风、客忤、解颅，近世巢氏一一明之，然于斑疹欲出，证候与伤风相类，而略无辨说，致多谬误。而复医者，不致详慎，或乃虚者下之，实者益之，疹者汗之，风者温之，转生诸疾，遂致夭毙，嘘可叹也！今采撮经效秘方，详明证候，通为一卷，目之曰《斑疹备急方》。非敢谓有补于后世，意欲传诸好事者，庶几鞠育❶之义存焉

东平董汲及之序

---

❶ 鞠育：抚育，养育。

总　论

论曰：夫生民之道，自微而著，由小而大。此物理灼然，不待经史证据可知。然小儿气禀微弱，故《小品方》云：人生六岁以上为小，六岁以下，经不全载。所以乳下婴儿，有疾难治者，皆为无所依据。至如小儿斑疹一候，不惟脉理难辨，而治疗最比他病尤重。始觉证与伤寒、阴痫相近，通都辅郡，名医辈出，则犹能辨其一二，远地左邑，执病不精，失于详审，投药暴妄。加之小儿脏腑娇嫩，易为伤动，斑疹未出，往往疑为伤风，即以麻黄等药，重发其汗，遂使表虚里实。若为阴痫治之，便用温惊药品，则热势愈盛。直至三四日，证候已定，方得以斑疮药治之，则所失多矣。大率世俗医者，斑疹欲出，多以热药发之，遂使胃中热极。其初作时，即斑疹见于皮下；其已出者，变黑色而内陷。既见不快，犹用热药，熏蒸其疾。斑疹得热，则出愈难，转生热证，大小便不通；更以巴豆取积药下之，则使儿脏腑内虚，热又不除，邪气益深，变为喘满，便血，或为疱痈，身体裂破。遂使百年之寿，一旦为俗医所误也，可不痛哉！

大抵斑疹之候，始觉多咳嗽，身体温壮，面色与四肢俱赤，头痛腰疼，眼睛黄色，多睡，睡中瘛疭，手足厥，耳尖及尻冷，小便赤，大便秘，三部脉洪数绝大不定，是其候也。其乳下儿，可兼令乳母服药。其证候未全或未明者，但可与升麻散解之；其已明者，即可用大黄、青黛等凉药下之，次即与白虎汤。如秋冬及春寒，未用白虎汤之时，但加枣煎服，不必拘于常法。仲景云：四月后天气大热，即可服白虎汤，特言其梗概耳！大率疹疱未出即可下；已出即不可下；出足即宜利大小便。其已出未快者，可与紫草散、救生散、玳瑁散之类；其重者，以牛李膏散之；或毒攻咽喉者，可与少紫雪及如圣汤，无不效也。其余热不解，身热烦渴及病疹，儿母俱可与甘露饮；或便血者，以牛黄散治之。兼宜常平肝脏，解其败热，虑热毒攻肝，即冲于目，内生障翳，不遇医治，瞳人遂损，尤宜慎之。然已出未平，切忌见杂人，恐劳力之人及狐臭熏触故也。未愈，不可当风，即成疮痂。如脓疱出，可烧黑丑、粪灰随疮贴之，则速愈而无瘢也。又左右不可缺胡荽，盖能御汗气，辟恶气故也。如儿能食物，可时与少葡萄，盖能利小便，及取如穗出快之义也。小儿斑疹，本以胎中积热，及将养温厚，偶胃中热，故乘时而作。《外台》方云：胃烂即发斑。微者，赤斑出。极者，黑斑出。赤斑出，五死一生；黑斑出，十死一生。其腑热即为疹，盖热浅也。脏热即为疱，盖热深也。故《证色论》云：大者属阴，小者属阳。汲总角而来，以多病之故，因而业医。近年累出诸处治病，当壬申岁，冬无大雪，天气盛温，逮春初，见小儿多病斑疹。医者颇如前说，如投以白虎汤之类。即窃笑云：白虎汤本治大人。盖不知孙真人所论大人小儿为治不殊，但用药剂多少为异耳！则是未知用药之法，故多失误。今博选诸家，及亲经用有效者方，备录为书。

药　方

升麻散　治疗疹疱未出，疑贰之间，身热与伤寒温疫相似，及疮子已出发热，并可服之方。

升麻　芍药　葛根_{剉，炒}　甘草_{炙。各一两}

上为细末，每二岁儿服二钱，水一盏，煎至五分，去滓温服，不以时，日三夜一服。

白虎汤　治痘疱、麸疹、斑疮赤黑，出不快，及疹毒余热，并温热病、中暑气，烦躁热渴方。

石膏_{四两}　知母_{一两半，剉}　甘草_{炙，三两}　人参_{半两}

上为细末，每服二钱，水一盏，入粳米二十粒，同煎至七分，去滓，温服，不以时。小儿减半服。春冬秋寒有证亦服，但加枣煎，并乳母亦令服之。

紫草散　治伏热在胃经，暴发痘疱疮疹，一切恶候，出不快，小便赤涩，心腹胀满方

紫草_{去苗，一两}　甘草_{生用，半两}　木通_{去根节，细剉}　枳壳_{麸炒，去瓤}　黄芪_{各半两，炙剉}

上为细末，每服二钱，水一盏，煎至六分，去滓，

温，时时呷之。

抱龙圆　治一切风热，中暑惊悸，疮疹欲出，多睡，咳嗽，涎盛面赤，手足冷，发温壮，睡中惊，搐搦不宁，脉洪数，头痛，呕吐，小便赤黄方。

天南星_{剉开里白者}，生为末，腊月内取黄牛胆汁和为剂，却入胆内阴干，再为末，半斤　天竺黄二两，别研　朱砂二钱，研，水飞　雄黄半两，研，水飞　麝香好者一钱，别研　牛黄一字，别研

上同研极细，甘草水和圆鸡头大，窨干。二岁儿，竹叶或薄荷汤化下一圆，不拘时候。一方不用牛黄。

救生散　治疮疹脓疱，恶候危困，陷下黑色方。

猯猪血腊月内以新瓦罐子盛，挂于屋东山，阴干，取末一两　马牙硝一两，研　硼砂研　朱砂水飞　牛黄研　龙脑研　麝香各一钱，别研

上同研极细，每二岁儿取一钱，新汲水调下。大便下恶物，疮疱红色为度。不过再服。神验无比。

牛李膏　治疮疹痘疱恶候，见于皮肤下不出，或出而不长及黑紫内陷，服之即顺，救危急候。愚小年病此，危恶殆极，父母已不忍视，遇今太医丞钱乙公，下此药得安，因恳求真法。然此方得于世甚久，惟于收时不知早晚，故无全效。今并收时载之，学者宜依此方。

牛李子九月后取，研，绢滤汁，不以多少于银石器中熬成

膏，可圆。每膏二两，细研，好麝香入半钱

上每二岁儿服一圆，如桐子大，浆水煎，杏胶汤化下。如疮疱紫黑内陷者，不过再服，当取下恶血及鱼子相似。其已黑陷于皮下者，即红大而出，神验。

玳瑁散 治疮疹热毒内攻，紫黑色，出不快。

生玳瑁水磨浓汁一合，摘猪心一个，从中取血一皂子大，同研

上以紫草嫩茸，浓汁煎汤调，都作一服。

利毒圆 治疮疹欲出前，胃热发温壮，气粗腹满，大小便赤涩，睡中烦渴，口舌干，手足微冷，多睡，时嗽涎实，脉沉大滑数，便宜服之方

大黄半两 黄芩去心 青黛各一钱 腻粉抄一钱 槟榔 生牵牛取末。各一钱半 大青一钱 龙脑研 朱砂各半钱。研

上杵研为细末，面糊为圆，如黄米大。每二岁儿服八圆，生姜蜜水下。不动，再服。量儿大小虚实加减。

如圣汤 治咽喉一切疼痛，及疮疹毒攻，咽喉肿痛有疮，不能下乳食方。

桔梗剉 甘草生用 恶实微炒。各一两 麦门冬去心，半两

上为细末，每二岁儿服一钱，沸汤点，时时呷服，不以时。

　　甘露饮　解胃热及疮疹已发，余热温壮，龈齿宣肿，牙痛不能嚼物，饥而不欲食，烦热，身面黄，及病疮疱，乳母俱可服之。

　　生干地黄_{切，焙}　熟干地黄_{切，焙}　天门冬_{去心}　麦门冬_{去心}　枇杷叶_{去毛}　黄芩_{去心}　石斛_{去根，剉}　甘草_{炙，剉}　枳实_{麸炒，去瓤}　山茵陈叶各一两，_{去土}

　　上为散，每服二钱，水一盏，煎至七分，去滓温服。不以时候，量力与服。

　　神仙紫雪　治大人小儿一切热毒，胃热发斑，消痘疱麸疹，及伤寒热入胃发斑，并小儿惊痫涎厥、走马急疳、热疳、疳黄、疳瘦、喉痹肿痛，及疮疹毒攻咽喉，水浆不下方。

　　黄金_{一百两}　寒水石　石膏_{各三斤}　犀角_屑　羚羊角_{各十两，屑}　玄参_{一斤}　沉香_镑　木香　丁香_{各五两}　甘草_{八两}　升麻_{六两，皆㕮咀}

　　上以水五斗，煮金至三斗，去金不用，入诸药，再煎至一斗，滤去滓，投上好芒硝二斤半，微火煎，以柳木篦搅勿停手，候欲凝入盆中，更下研朱砂、真麝香各三两，急搅匀候冷，贮于密器中，勿令见风。每服一钱，温水化下。小儿半钱一字。咽喉危急病，捻少许干咽之，立效。

　　调肝散　散肝脏邪热，解散斑疹余毒。服之疮疹不入眼目。

犀角屑一分　草龙胆半分　黄芪半两，剉，炙　大黄一分，炒过　桑白皮一分，炙，剉　钩藤钩子一分　麻黄一分，去根节　石膏别研　栝蒌实各半两，去瓤皮　甘草一分，炙

上为散，每服二钱，水一盏，煎至五分，去滓温服。量儿大小加减，不以时候。

护目膏　治疹痘出后，即须爱护面目，勿令沾染。欲用胡荽酒喷时，先以此药涂面上，然后方可以胡荽酒喷四肢，大人小儿有此，悉宜用之方。

黄柏一两，去皮剉　绿豆一两半，拣净　甘草四两，剉，生用

上为细末，以生油调为膏，从耳前、眼眶并厚涂目三五遍。上涂面后可用胡荽酒微喷，勿喷面也。早用此方涂面，即面上不生疹痘。如用此方涂迟，纵出亦少。

胡荽酒方　治斑痘欲令速出，宜用此。

胡荽三两

上细切，以酒二大盏，煎令沸，沃胡荽，便以物合定，不令气出，候冷去滓，微微从项以下喷背，及两脚、胸腹令遍，勿喷头面。仍将滓焙干，红绢袋子盛，缝合，令乳母及儿带之。余酒，乳母饮之妙。

治疮疹阳毒入胃，便血日夜无节度，腹痛啼哭。**牛黄散方**。

郁金一两　牛黄一钱

上研为末，每二岁儿服半钱，以浆水半盏，煎至三分，和滓温服。大小以此增减之，日二服。

蛇蜕散　治斑疹入眼，翳膜侵睛成珠子方。

马勃一两　皂荚子二七个　蛇蜕皮全者一条

上入小罐子内，封泥烧，不得出烟，存性，研为末，温水调下一钱，食后。

真珠散　治斑疱疮疹入眼，疼痛，翳膜、眼赤、羞明方。

栝蒌根一两　蛇蜕皮全炙，一钱

上为末，用羊子肝一枚，劈开去筋膜，掺入药二钱，用麻缕缠定，以米泔内煮熟，任意与吃。如少小未能吃羊肝，以熟羊肝研和为圆，如黄米大，以生米泔下十圆。乳头上与亦可，日三服。儿小未能食肝，与乳母食之佳。

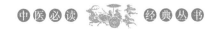

后 序

余平生刻意方药，察脉按证虽有定法，而探源应变，自谓妙出意表。盖脉难以消息，求证不可言语取者，襁褓之婴，孩提之童，尤甚焉。故专一为业，垂四十年。因缘遭遇，供奉禁掖，累有薄效，误被恩宠。然小儿之疾，阴阳痫为最大，而医所罩思，经有备论。至于斑疹之候，蔑然危恶，与惊搐、伤寒、二痫大同而用药甚异，投剂小瘥，悖谬难整，而医者恬不为虑。比得告归里中，广川及之，出方一帙示予，予开卷而惊叹曰："是予平昔之所究心者，而予乃不言传而得之。"予深嘉及之少年艺术之精，而有惬素❶所愿以授人者，于是辄书卷尾焉。

时元祐癸酉拾月丙申日

翰林医官太医丞赐紫金鱼袋　钱乙题

---

❶ 惬素：快心。

附三

方剂索引